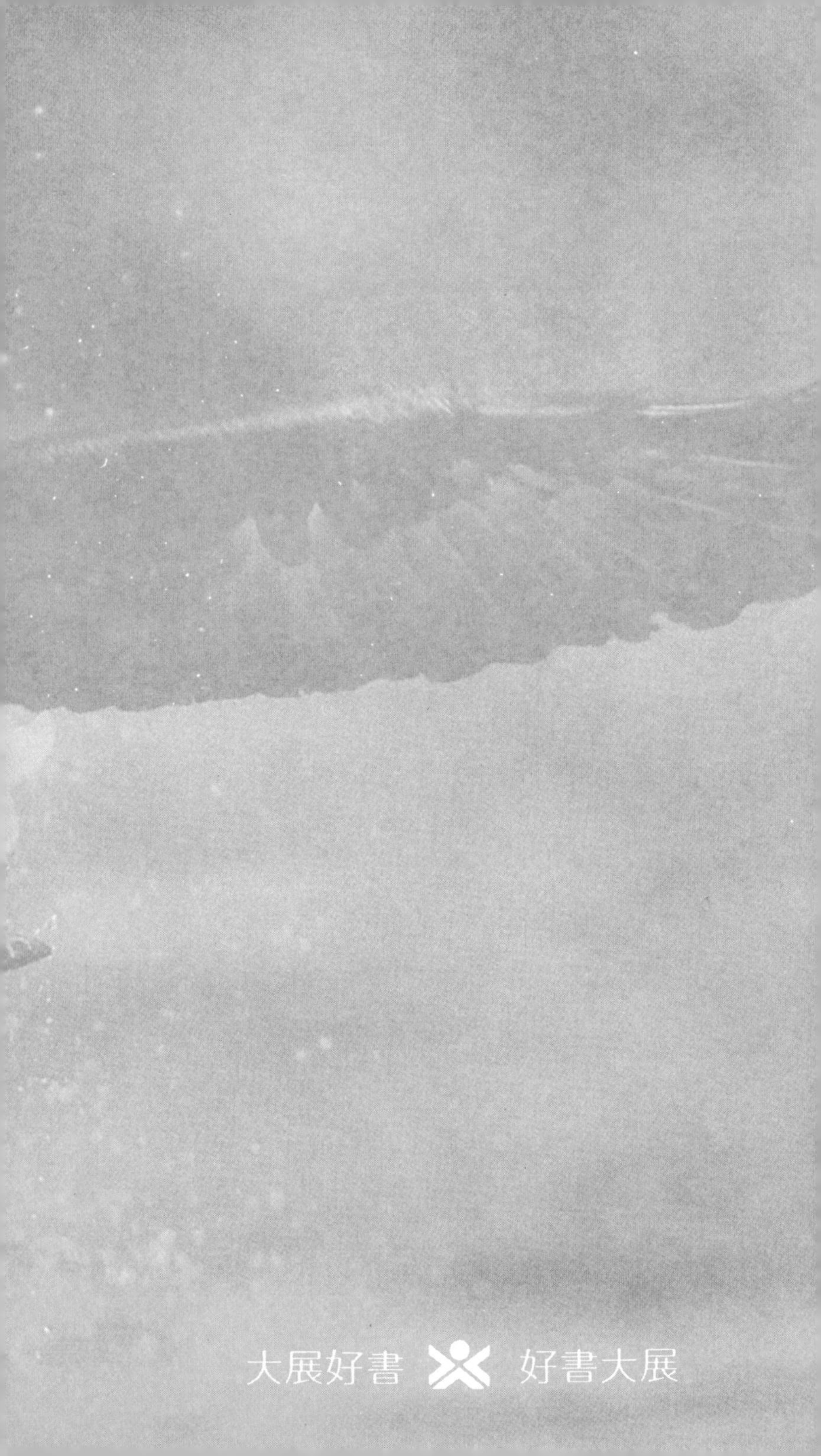
大展好書 好書大展

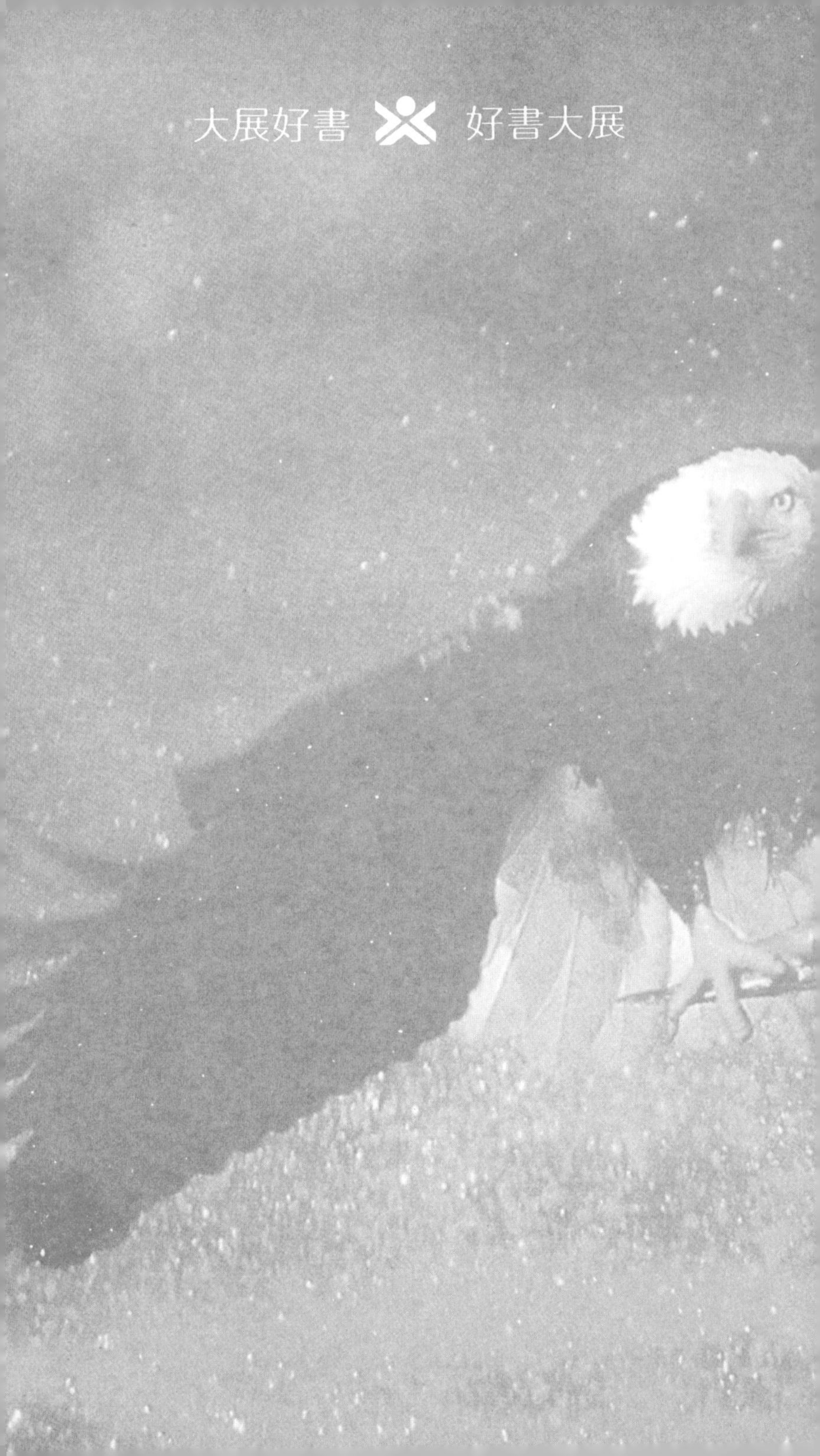
大展好書 好書大展

大蒜長生寶典

木下繁太郎／著
彤　雲／譯

25
健康天地

前　言

有句話說「溫故知新」，意思就是「學習舊事物而得到新的知識與見解」。

儘管現代醫學在診斷與手術及新的治療法方面，擁有長足進步，日新月異，但是，對於生命的看法、人類疾病治療等基本的問題，卻遇到了瓶頸，正迎向一大轉換期。

在這個時期，重新評估漢方，甚至將之納入健康保險的範圍內，也算是「溫故知新」的一種作法。

漢方這個字眼，意味著中國傳統的治療藥方，漢——即為中國的代名詞。

漢方代表古代中國的醫學，於漢朝時編纂完成，流傳他國。

在漢方歸入正式的醫學體系之前，幾千年來，許多民間療法包括大蒜在內，即已存在。

自古以來，大蒜一直廣為世人所用，不論是中國、亞洲或歐洲等地。

如今，世人重新評估大蒜的價值，廣泛使用，成為廣告頻頻出現的健康食品，這也是「溫故知新」的範例。

大約從三十年前起，健康食品成為國人關注的對象。由於現代醫藥品的副作用，醫原病、成人病的多發性，複合污染引起的種種公害，引發了人們對食用物品來源的危機意識，掀起了健康食品及漢方的風潮，格外重視食品的效果和藥能。

此外，所謂「醫食同源」，現在我國使用的漢方生藥中，約有兩成是來自於食品。如大蒜、葱、艾草、菊花、粳米、芝麻、山芋、生薑、紫蘇葉、棗、山椒、小麥、薏米、綠茶、小紅豆等，類此廚房常用的食品，現在也都當作漢方的藥物使用。

藥品的使用量是一大關鍵，過量會引起中毒，甚至死亡，因此，每一種藥物的致死量、極量、中毒量、藥用量、無效量等，都早已有了嚴格的限定。

藥用量與中毒量、致死量差距愈大，即表示其安全性愈高。

關於這點，藥用食品可以安心使用，但是，也不可食用過多，應適可而止，像「大蒜」即是最好的實例。

所謂的「藥味」，指的是「使用於食物中的香辛料類，包括辣椒、胡椒、蔥等」，稱它們做香辛料類，似乎沒有什麼價值感。但若稱之為藥味，不僅可期待藥效的作用，而且吃起來美味，是很好的字眼。

大蒜、蔥或蘿蔔泥、胡椒、生薑等，都是重要的藥味。

最近風行的藥膳，即是將漢方的生藥應用在料理中，使人感到藥膳與日常的飲食，有非常大的不同。

如果，能巧妙運用傳統的藥味，做成藥膳，不但可以吃出美味，而且可以吃出健康來。

不僅吃得好，甚且活得健康，延年益壽，這正是大蒜的絕妙作用之一。

木下繁太朗

目錄

第二章　食用後能產生效果的疾病療法

第三章　塗抹也有效的大蒜療法

第四章　去除臭味的秘傳與保存法

第五章　大蒜料理

序章

巧妙運用大蒜

◇藥局和廚房的優等生

一九六四年，中日尚未恢復邦交前，我到了中國，那時才開始對大蒜產生興趣。當時，第一屆科學研討會在北京舉行，除了歐洲以外，各國都派代表參加，日本也派了六十幾名科學家與會。

我之所以研究漢方的診療方式，是深受母親的影響，她對漢方及一些民間療法非常嫺熟。小時候，因為我的體質虛弱，患百日咳時，母親將烤成焦黑的紅蜻蜓塗抹在喉嚨上，後來，又因為肺炎，必須每隔一天到醫院去，但是一直高燒不退，結果，還是以馬肉的濕布療法才治好。

母親以各種民間療法解救了我，因此，很自然的，我對它們產生了興趣。一直到成為醫生之後，也想進行漢方診療，並學習與西洋醫學有關的漢方知識。

一九五四年，當我開業時，正是西洋醫學的鼎盛時期，而且漢方未被納入保險的適用範圍內，我的理想暫時無法實現。十年後，我終於可以使用漢方診療，於是也到中國實地觀摩。

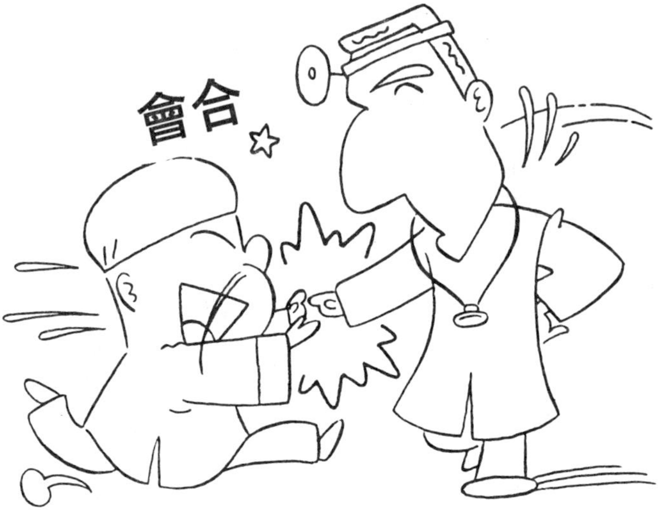

革命後大為盛行的西洋醫學，與擁有四千年歷史的中國醫學，如何兼容並蓄、相輔相成，是我強烈關注的焦點。為了一睹東西合作醫療的偉大盛況，我抱著高度的期待參與此次盛會。

但是，結果卻令我有些失望，當時中國正值文化大革命前夕，對於近代西洋醫學如心臟外科、腦外科等知識，並未深入瞭解，只不過是故作姿態而已。

回國後，開始在「中日友好新聞」上連載漢方協談，漢方雖終於納入保險範圍內，可是，在某些偏遠地區卻無法買到，像北海道地方。於是，我又考慮是否能找到容易取得又可安心使用的替代物，注意重點轉向食物方面，從而讓我意識到每家廚房必備的聖品——大蒜的偉大。

此外，另一個使我注意到大蒜的原因是，小時候，聽父親提到關東大地震後，虐殺朝鮮人的史實。分辨的方式，一是能否說流利的日語，二則是有沒有難忘的大蒜臭味。

衆所週知，韓國料理嗜用大蒜，而氣味則是人類最原始的、區分快與不快的感覺，如今，卻被運用在複雜的政治意識上，真是天差地別。由於人類自劃界限、區隔族群，連帶的影響到無辜的大蒜，這一點在我的孩提時代，留下深刻的印象。

本書只想說明大蒜的好處。日本原屬於肉食民族，一直沒有使用大蒜的習慣，但自從日本料理國際色彩漸濃後，年輕一代也喜歡口味較重的點心，因此，可能不會排斥這種感覺。

儘管如此，若還是很在意大蒜的臭味，就多下點工夫找出不會留下臭味的吃法。最近，也開發出沒有臭味的大蒜品種。

我的身體好像疾病的百貨公司，對此，我無法感到驕傲，因此，平日餐桌上就擺著大蒜泡菜，有感冒前兆時，就喝大蒜粥，為了增進體力，也會服用市售的大蒜萃取劑膠囊。

有些人覺得大蒜酒會使身體倦怠，有些人卻因此而治癒了，也有人建議我採用此方。

醫生的職責就是治療疾病、維持身體的健康，基本上，我認為無論是西醫、漢方、或民間療法，每一種都可以嘗試。

我本身曾動過大腸癌手術，在診療所也遇到許多癌症患者，其中，有位年過七十歲的患者，因長期血便，檢查結果，醫生建議她動手術，但她先前已有過子宮癌手術的經驗，不願再受皮肉之苦，而採用碘療法，她沒有貧血、臉色也很紅潤。於是，一面進行檢查、一面進行碘療法，最近，經由CEA血液檢查發現腫瘤的跡象已不太明顯，也就是說，持續進行碘療法，逐漸地自然治癒了癌症。

◇只要吃起來美味，對身體有好的影響

和有日本第一長壽的泉重千代的孫子（已超過七十歲）談及重千代女士的健康秘訣，發現原來她很喜歡喝自己用黑砂糖做的燒酒，而且心情悠閒，什麽事都不放在心上。黑砂糖為碱性食品，含有豐富的礦物質。

因此，「喜歡喝」，適量的飲用是非常重要的。

現在，有許多各式各樣的健康食法，曾經有一陣子馬鈴薯治療法非常引人注目，我也試

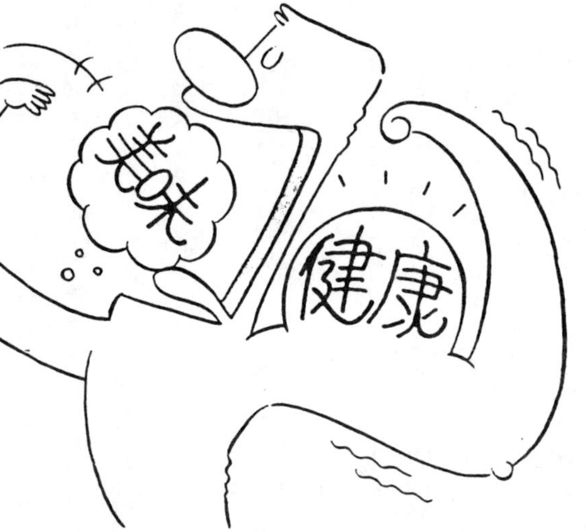

過，但是味道實在不怎麼樣，而無法持續下去，當然產生不了作用。因此，美味是個重要的心理因素，關於這一點，大蒜不但能引出菜餚的味道，本身也有一些味美的吃法。

六年前，我和營養管理師宗像伸子，合著了『漢方營養食的做法』，當時，宗像希望製作出一些又營養又美味的菜單，而我則加入漢方的陰陽、虛實以及四氣五味的說明。

我發現，以漢方的觀點來看，宗像的菜單不但美味，也能求取平衡度，對身體很有益處，令我驚訝。

後來，經驗證明——吃起來美味的食物，對身體也很好，因此，我才敢在這兒大聲疾呼。

我和女演員大山郁代是因主持電視節目時

認識的，她是個烹飪好手，也出版過烹飪的書。大山說，她的祖父曾告訴她：「與其送錢給醫生花，還不如拿錢塞住嘴巴！」

身為醫生，這麼想可能很奇怪，但是，我覺得這真是至理名言。這種說法與中國醫學所謂的「藥補不如食補」，意思相通，也就是說，平常的飲食是很重要的。又說「醫食同源，代表把食物當成藥品來考慮。中國人的飲食，是顧及健康、強壯以及美味，兩方面追求平衡的料理，而且將兩者緊密結合，並未刻意區分食物與藥品的差別。例如：許多香辛料都是漢方藥材，大蒜就是其中的一種。

紀元前六六〇年所寫的「周禮」，書中載及周朝的醫療制度，當時，專科醫生分為食醫、疾醫、傷醫、獸醫四種。疾醫指的是內科醫生，傷醫則是外科、皮膚科醫生。

食醫，專責王室的健康，負責營養管理及食物療法，即今日之營養管理師。所以，群醫以食醫為首。

◇原本人類就具有分辨對身體有益的物質之能力

最近，各式各樣的健康法層出不窮，非常盛行。一方面，是由於物質生活豐沛，已脫離戰後只求溫飽的時代；另一方面，經濟、科學的急速成長，雖使生活更加便利，卻對自然環境造成莫大的破壞，結果，連帶影響到人類的身體狀況，因而注意到健康法。

漢方藥材幾乎都是由自然界的草木加以乾燥後，製成生藥。製藥公司雖想栽培生藥的材料，卻苦於土地都受到農業污染的影響，污染土地上所栽培的藥草，藥效低、不堪使用，因此，栽培範圍多限於深山林區，而且，大部份都在巴西。大地本身就不健康，生活於其上的人類當然也會間接受到影響。

前些日子，有幸聆聽京都大學靈長類研究所東滋先生，所說的「向猴子學習健康法」，提及日本青森縣的下北半島，為日本猴棲息的北限。野生猴與當地動物園中的猿猴相比，成長速度會遲緩將近一年，然而，嚴苛的生活條件，卻使牠們比動物園中的同類更為健壯。

根據觀察，發現野生猿猴春天吃山蒜、莕葱，夏天時則吃黃蘗皮。山蒜、莕葱都屬蒜類，與大蒜具有同等藥效，黃蘗則是漢方藥材、皮黃、味苦，具有消炎作用，可冷卻胃腸熱，昔日流傳下來的百草丸及陀羅尼助，其成分中即含黃蘗。

沒有任何人教導野生猴，但牠們卻本能的知道對身體有益的物質，培養出生存的智慧。我想，人類也具有與生俱來的本能。生活在大自然中的原始人，具有良好的分辨藥草的能力，而這些藥草被廣泛的應用在民間療法中，種類繁多，漢方則將它們的性質加以仔細的辨識之後，再行利用。

古人以前在罹患感冒時，有喝葱湯加以治療的偏方，也許現在人們已不復記憶。文明科學發達後，人類原本具有辨識物質好壞的能力，反而退化了。

現代醫療已面臨轉折點，以往並不被認同的腦死，在前陣子的調查中，得到全面的認可。除了直接面對生死問題以外，漢方也另闢蹊徑，一九七六年起被視為是保健藥，西洋醫學不再一面倒向化學合成藥物，來自自然界的漢方及藥草，也被納入範圍內。

我認為以往的健康法風潮，都傾向於豐沛的物質生活。但是，根據健康雜誌中，許多患者的親身體驗，發現一些難以治癒的疾病，藉著自然的健康法治好了，包括蕺草、筆頭菜、艾草、根昆布……等等，方法各有不同。使我認為已遠離自然的現代生活中，人類沈睡已久的本能，似乎開始甦醒了。

原本，人類慣於思考的時代，很自然的會有「總覺得身體怪怪的……」的摸索反應，感覺敏銳，現在，卻轉而變成追求物質滿足的慾望。

人體內本具有自然的免疫力，但在世紀絕症——愛滋病的出現後，人們才了解到，這種免疫力已漸漸消失了。

依照我的診療經驗，患高血壓時，西醫多半給予降壓劑，但是，那只是治標的方法，唯有恢復身體的正常化、保持健康，才是根本之道。

漢方雖不能使血壓立刻下降，但卻能改善體調與體質，進而使血壓降下來。西醫的合成藥品具速效力，適用於急性病症，效果顯著。漢方則適用於慢性病，它能提高人體的自然治癒力，而大蒜也具有此種功能，這就是最大的藥效。

以往，大蒜被認為有益身體、可強精的食品，現在，對其藥理效用則有了更進一步的了解。大蒜的愛用者若能知道其多樣化的藥效，相信更能有效的加以使用。尚未嘗試過大蒜健康法的人士，也一定要積極利用這「美味的藥物」，享受大蒜的恩惠。

第一章

大蒜爲何有效

◇世界各地受人喜愛的食藥

三月吃葱，五月就吃野生的蒜吧！這樣下去醫生恐怕就要失業了。

這是英國戚爾斯地方的古詩。但是，我卻非常佩服先人的智慧。

忘了是什麽時候，我曾在某大醫院的門外，看到蹲著販賣號稱自古以來即可治療百病的蘆薈的小販。

大蒜也可說是不需醫生的食物，雖然，自願失業的醫生很古怪，但我真希望能儘早使整個社會都不需要醫生。

全世界都可找到大蒜的踪跡，夏天開著白紫細長的花日本稱之為「大忍辱」、舊名「大蒜」。朝鮮原來即稱之為「皮爾」。漢方稱之為「大蒜」。中國古代則稱之為「葫」。

可做為藥用的是莖的根元，膨脹的鱗莖部份，也可食用，衆人皆知，莖和葉尤其要趁鮮嫩時食用。

據說，原產地在中亞，有人說是俄羅斯的植物原種研究隊，在中亞發現的野生種，不過

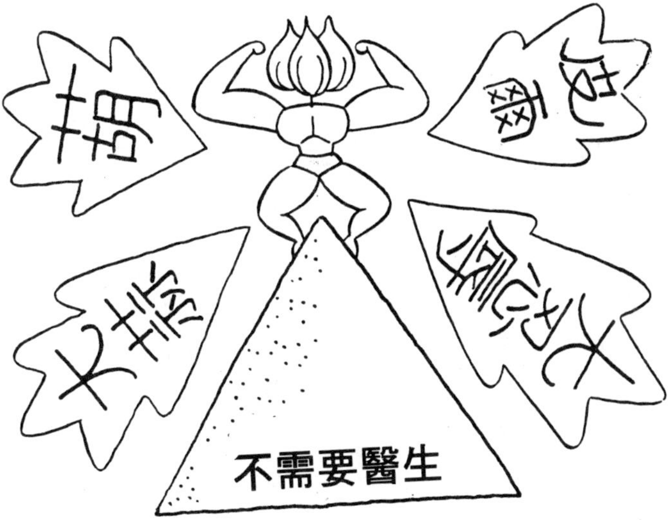

，並沒有一定的說法。

不只是歐洲，中國、朝鮮、阿拉伯或日本等，自古以來就食用大蒜。

此事記載於許多文獻之中，最有名的就是在古埃及將大蒜當成強精食品的記錄。

說到古埃及，大家就會想到金字塔，由每天幾十萬名奴隸，費了幾十年才建造完畢，這些勞動者所吃的大蒜與洋蔥的量，以象形文字記載於墳墓的側壁之上，由古希臘的歷史學家海洛格特斯調查時發現，並記錄在其著作『歷史』之中。

此外，在杜譚卡曼王墓中，克里特島的克諾索斯宮殿周圍，和龐貝古城的遺跡中，也都發現了大蒜球根。

舊約聖經中也記載，摩西領導的以色列人回憶故國——埃及時，出現——「在埃及經常吃魚、小黃瓜、甜瓜，或是葱、洋葱、大蒜，都令人難以忘懷……」

在暑熱的埃及，能夠冷卻身體的甜瓜或小黃瓜，或者是能抗熱的葱、洋葱、大蒜，可說是適應氣候的維持健康法，古代人早已深知這一點。

◇大蒜同類——葱屬，也具有極高的藥效

開頭的詩中也提到葱和大蒜，古埃及，大蒜和洋葱都是受人愛用的東西，事實上，它們是親戚。

大蒜是百合科，葱屬多年草，百合科葱屬的植物包括洋葱、葱、胡葱、慈葱、山蒜、韮菜、火葱、薤葱在內。都是極具藥效的植物，自古以來即為人所愛用，除了山蒜和薤葱，在蔬菜市場都可買得到。

喜愛採摘野菜的人，對山蒜和薤葱應不陌生。山蒜是小型大蒜的野生植物，蜷生於原野或田壠上，春天時摘取細葉，可做成味噌湯，球根可直接沾味噌吃，當成下酒菜，生吃的話

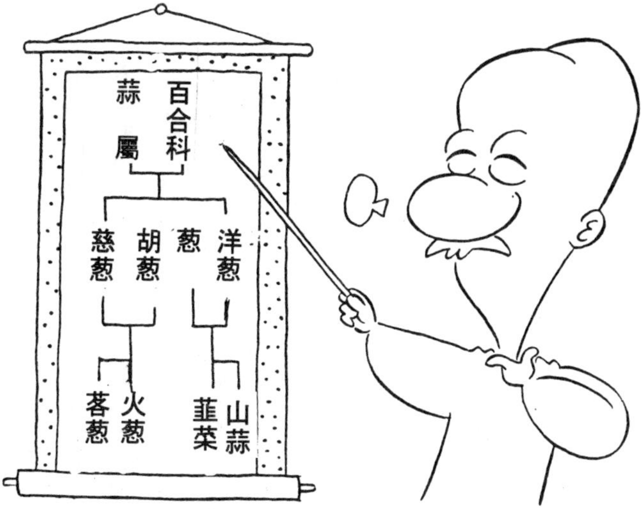

，口中會有蔥臭味。藥效雖不及大蒜，但是，被毒蟲刺傷時，可將根莖搓碎，塗抹傷口非常有效。如果，再加上小麥粉，做成濕布藥，據說對撞傷、扭傷很有效。

此外，茖蔥只生於日本中北部的山中，狀似百合的平葉，將嫩葉熱燙或炸來吃都可以，根、莖也可食用。

將其成分與大蒜加以比較，發現造成大蒜強烈氣味的藥效成分——蒜素單體，並不存在於洋蔥、蔥、胡蔥之中，因此，臭氣當然比較低，可廣泛利用，尤其，洋蔥可應用於各類肉食料理中，如咖哩飯、燉肉、漢堡等。

大蒜的食用方式也隨著歷史不斷的發展，它可以引出肉的美味，並且是消除腥味的絕佳調味料，氣味強烈到能夠去除腐肉的臭味。而洋蔥或蔥則可恰到好處的引出肉味。

稍後，為各位介絡消除大蒜臭味的方法。

大蒜的藥用效果的確深具魅力，雖知它對身體有益，然而強烈的氣味卻令人敬而遠之。尤其，上班工作時是絕對不能食用大蒜的。

在這樣的情況下，一定要善加利用洋蔥或蔥的效果，但是，在第四章將為各位說明，堪稱萬能藥的大蒜，唯一的缺點——氣味強烈，也有方法可以消除，能安心食用。

本書希望各位能多利用一些使味覺富於變化的蔬菜，因此，也儘可能探討與大蒜同類的作用。

◇以漢方醫學來分析大蒜

漢方將大蒜視為「溫藥」，具有溫熱身體的作用，這裡的「溫」，指的是漢方醫學四氣五味中的四氣之一。

中國人並沒有現代蛋白質、脂肪、醣類、維生素及礦物質等，五大營養素的概念。以往的時代，傳統中國由陰陽、五行、宇宙觀、自然觀匯聚而成的漢方，認為穀物、肉類、蔬菜、水果等食物，與藥物同樣，可將性質分為寒、熱、溫、涼四氣。

寒、涼性質的食物，具有去熱、消炎、鎮靜的功效，食用後可使身體體質漸趨冷涼者為寒，程度較弱者為涼。

反之，能使身體溫熱的物質，則為熱，程度較輕者，如大蒜，則為溫。罹患寒冷症、體力差、心情鬱悶的人，較適合食用此類食物，能加速新陳代謝，喚起興奮情緒的作用。

例如：自古以來大家都知道柿子能冷卻身體，而且甘甜，性質甘寒。而同屬甜性水果的蘋果，對腹部有好處，是屬於酸、甘、溫性質。

除了四氣之外，不會對身體造成任何寒熱影響的食物性質，稱為「平」。加上「平」，即稱為五性。

稻米即屬於甘、平，而精白米則屬於甘、溫。

此外，五味依其所具有的味道加以分類，可為酸、苦、甘、辛、鹹。

五味與五臟相對應，可提高各自對應的臟器機能，因此，並非單指味覺上的分類，而且會依下表的方式互相對應。

肝、心、脾、肺、腎稱為五臟，是實質臟器，與管狀的中空臟器，如膽、小腸、胃、大腸、膀胱此五腑，互相對應。

因此，甜的東西可提高脾臟與胃的機能，苦的東西則可提高心臟與小腸的機能，酸的東西能提高肝、膽的機能，而辣的東西能提高肺、大腸的機能，鹹的東西能夠提高腎及膀胱的機能。

五行	五味	五臟	五臟五腑的五味機能	五臟五腑的五禁機能	五禁
木	酸	肝	提高機能	產生障礙	辛
火	苦	心	提高機能	產生障礙	鹹
土	甘	脾	提高機能	產生障礙	酸
金	辛	肺	提高機能	產生障礙	苦
水	鹹	腎	提高機能	產生障礙	甘

此外，五味與五禁的說法，具有阻礙機能的關係。

酸的東西會阻礙脾味的機能，鹹的東西會妨害心臟與小腸的機能，辣的東西會阻礙肝、膽的機能，苦的東西會阻礙肺與大腸的機能，甜的東西會阻礙腎與膀胱的機能。

漢方認為大蒜為辛、溫的性質，洋蔥與蔥亦屬辛、溫，韮菜則為甘、辛、溫的性質。

因此，寒冷症患者，或血液循環不良引起的疾病，最適合食用大蒜。相反的，精力過盛或發高燒時，利用這種溫熱作用反而會頭昏眼花，所以不適合使用。

一般說來，幼兒的體溫高於成人，大蒜的辣味不適合用在幼兒身上。但是，最近低體溫兒有增加的傾向，平均溫度低於三十六度以下，此時，利用大蒜應能產生效果。

基本上，大蒜是屬於中年以上，體力開始衰退，或雖年輕卻體力不濟及寒冷症患者，適合食用的食物。

◇日本的良好傳統「藥味」

中國料理多使用香辛料，以往香辛料是非常珍貴的物品。大航海時代，西方人多由海路來到東方，許多香料也經由絲路傳到西方。當時，人們將香料視如藥品般的貴重，而非料理的調味品。

中國人將香辛料歸類於溫、辛藥（辣），使身體溫熱，巧妙應用於食物中。大蒜是中國料理常使用的香料，與其他許多香料同樣可以「去除臟腑內的冷氣，胸與腹部的疾病，尤其是去腫，安定精神，溫熱身體，消除魚肉的毒素，促進食慾」等等作用。

也就是把大蒜當成漢方藥材使用。

日本以往則將香辛料稱為藥味，吃麵時常會放入蔥花、芥末、薑屑、七味辣椒、炒芝麻、蘿蔔糜等，當成藥味，不僅能夠引出味道，而且可以促進食慾、防止消化不良、同時能防治感冒。

吃壽司或生魚片時，會使用紫蘇葉或蘘荷、芥末，都是有理由的。紫蘇可治療魚肉中毒，蘘荷可促進食慾，而芥末有殺菌效果。此外，煮魚時也將大蒜當成藥味來使用，可以去腥、殺菌。藥味即如字面文意，具有藥的作用，然而，這些藥味也可使生魚片吃起來更加美味，此為大前提。

現在一般字典對藥味的解釋是「添加於食物中的香辛料類」，另一說明是「藥」。也就是說由香辛料的使用歷史加以考量，應屬於調味品，而實際上，以往人們將之視為藥物來使用，傳承至今，因此，藥味的功效是多方面的。

吃麵或味噌湯中常會放入蔥花。

長久以來人們便知蔥類對身體很好，感冒、頭痛時，將蔥縱剖後粘滑的部份，貼在喉嚨上，或是喝蔥湯，趕緊睡一覺，據說，可治好感冒。蒜是蔥的同類，而且藥效更好，若不喜歡其強烈的氣味，可以長蔥、洋蔥、慈蔥、山蒜、火蔥等代用之。

◇大蒜為肉類料理的藥味

大蒜是肉類料理不可或缺的香料。

例如：做豬肉類菜餚時一定要先爆香大蒜，再放入豬肉，這麼做有其理由。豬肉含有豐富的維他命B_1，是促進醣類代謝的重要物質，若其能充分發揮作用，則食物可轉換為能量，可消除疲勞、增強體力、促進食慾。然而，人體對維他命B_1的吸收率極差，而大蒜則可將此能力大為提高的作用。

所以，最好吃豬肉時連同大蒜一起下肚，才能增加精力。大蒜不僅可去除肉類的腥味，就營養學的角度而言，也是可以多加利用的物質，不僅是香辛料，同時也能產生藥味的效果，這是它成為健康食品的最大因素。

現今，各種健康法到處充斥，但是，健康並非一蹴可幾，必須在日常生活中切實實行，因此，入口的食物若不美味，通常無法持續下去，若感到痛苦，大概就只有三分鐘熱度了，在這一點上，大蒜絕對不成問題。

所謂「醫食同源」，中國人以四氣五味的方式將食品分類，就是希望能夠組合有益身體的食品，依不同的體質，採用不同的吃法，若能巧妙利用大蒜，就可實現醫食同源的想法。

◇自古以來大蒜即是受重視的珍貴藥物

自古以來許多文獻就記載著大蒜的效用，埃及的古醫書中記錄著治療頭痛、喉嚨毛病、身體衰弱的大蒜處方。羅馬的普里牛斯所著的『博物誌』中，也記載著關於胃腸毛病、被狗蛇咬傷、毒蠍刺傷、氣喘、風濕、痔瘡、潰瘍、食慾不振、痙攣、腫瘤、肺結核等，許多疾病的大蒜處方。有醫學之父之稱的希波克拉提斯，也建議使用大蒜。古印度的醫學書中，也述及大蒜的效能。

中國一直將大蒜視為藥用植物，十六世紀中葉完成的本草綱目一書，也詳細記載其效能。『本草綱目』為明朝李時珍所著藥草學的古典名著，記錄近一九〇〇種藥草的藥效與使用方法，共費了三十年時間，全書五十二卷。

其中述及大蒜對於腫瘤、風邪、發癢、發冷、便秘、皮膚病、腹痛、鼻血、下痢等症狀有療效，同時可促進消化、利尿、解熱等功效。關於使用法方面──

- 與文蛤粉做成藥丸吞服，可治全身浮腫。
- 與乳香做成藥丸吞服，可治療胃痛
- 背部疼痛長疱時，可進行大蒜灸
- 長膿疱時，大蒜沾灰摩擦患部
- 瘧疾的忽冷忽熱，可炭烤大蒜，與酒一同服下
- 下痢時，把大蒜以杵搗碎，貼到雙足足心、或肚臍
- 若服藥後鼻血仍不止，左鼻出血則以蒜泥貼住左足，右鼻出血，則以蒜泥貼住右足。
- 幼兒的圓形脫毛症，可切大蒜每天摩擦。

・被蛇、蠍咬傷時，立刻嚼大蒜貼於患部。
・蟹中毒時，立刻飲用大蒜煮汁
諸如上述等等，記載很多大蒜療法。

◇從『古事記』時代就開始吃的大蒜

日本從古時候起即食用大蒜，此事記載於最古老的文獻『古事記』中。本來只稱為蒜，後來才稱為大蒜。書中記載其為打倒化身為白鹿的惡神的力量。此外，在『日本書記』中也詳載了同樣的故事。據說，當時旅行者若染到神氣就會患病，但在日本武尊殺死白鹿之後，穿越山林時只要咀嚼大蒜，或將之塗抹在人和動物身上，就不會為神氣所害。

在古代，醫療與符咒的力量是密不可分的，認為大蒜的力量甚至可以驅魔。例如：吸血鬼德拉丘拉除了懼怕太陽光和十字架以外，也怕大蒜。這類的敍述不僅見於奇幻小說之中，把大蒜當成驅魔物掛在窗口的風俗習慣，也出現於許多國家。人類的看法未曾改變，從古至今，從東方到西方。

但是，在奈良時代佛教傳入日本後，在禁止肉食的同時，也進行「食蒜戒」禁止吃蒜。日本為環海島國，魚食文化根深蒂固，因此，大蒜的食用也就不像歐洲或中國等肉食習慣國家，那般的堅持，當然對大蒜的使用並不廣泛。

到了鎌倉時代，新興階級的武士多是農民出身，雖是武家之世，但因擁有土地，仍然過著與直接農業生產有關的規律生活，因此，在飲食方面沒有貴族世家的諸多禁忌，大蒜的地位在當時並不低。根據室町時代的記錄，此時流行的食物包括辣芥、苣、牛蒡、松茸、茄子、百合、豌豆、蔥與澤蘭（野蒜的一種）等等，而且蒜可說是貴重的物材，平民百姓對蒜的評價，並未受到貴族或武士的影響，他們主要重視的是其藥用意義。

◇家康死後，傾向於美食

大蒜在古代曾被稱為「忍辱」。

「忍辱」是佛教用語，依據字典的解釋是「忍耐來自於外界的各種侮辱與迫害，一心不動」，思及江戶時代，大蒜受到德川家族迫害的情形，的確是需要忍辱一番。

日本的飲食文化，至安土桃山時代與室町文化無甚差異，直至江戶時代，和食文化於焉完成。自來早晚二餐的習慣，在安土桃山時代演變為三餐，再加上中國料理、南蠻料理等外來飲食形態，至此愈益複雜。德川家康統一國內後，身份地位較高者也傾向奢侈的飲食生活，因此，鞏固幕府基礎的家康，宣導天下多食用麥飯。家康健康地活到七十五歲的高齡，以今日平均壽命八十歲的標準，當時的七十五歲相當於百歲人瑞，他的注重飲食生活居功至偉。

傳聞家康外出獵鷹時，多吃了南蠻料理的炸鯛魚而死。根據當時文獻的記載：

「用芝麻油炸鯛魚，佐以蒜屑食用，風味絕佳、無與倫比……因此，吃多了一些，四小時後腹痛如絞……」

也就是說，大蒜的身價不凡，即使敬獻給大將軍也不失禮。家康死後，幕府大內的食膳傾向複雜的美食。

當時蔬菜中的蔥、韮菜、大蒜、火蔥、醃芋頭、富士豆、豌豆片、裙帶菜、黑海帶、羊栖菜等，是不能納入大內御膳房的菜單中的。

雖然這些都是有益健康的食物，但著眼點並不在於將軍的身體狀況。

平民百姓的飲食則包含了蔥飯、韮雜炊、蔥雜炊等，士農工商的地位是固定、無力改變的，為了維繫得之不易的和平局面，他們的飲食形態也跟著大幅改變。

到了江戶時代，醫學、藥學不斷地發展，出版了許多醫學書籍，貝原益軒的「大和本草」，是日本第一次獨創的藥草學，完成於益軒七十九歲時，可說為其畢生心血傑作。

根據『大和本草』的記載：「大蒜雖有惡臭，但極具效能，是不可或缺的物材」，其治療效果如：大蒜灸可治膿瘍（膿疱）；貼於足底可止鼻血等方法。

明治時代，結束了鎖國時代後，漸能享受肉食的美味。現在，日本飲食已國際化，使用大蒜的機會大大的增加。

◇以營養學的觀點來探討大蒜

橫跨時空，與人類關係密切，多所貢獻的大蒜，在進入十九世紀後，近代藥理學的發達，對其化學構造及成分的分析、研究，相當進步，對其藥理效用也相當了解。然而，仍有未知的部份。

大蒜與蒜屬的蔬菜、蘿蔔的成份比較（可食部相當於100g）

	大蒜	火蔥	韮菜	山蒜	慈蔥	胡蔥	葱	洋蔥	蘿蔔
熱量	138 Kcal	52	19	39	36	28	27	35	18
水分	60.3g	86.2	93.1	87.5	88.5	90.5	91.6	9.04	94.5
蛋白質	8.4g	0.6	2.1	2.0	1.9	2.5	1.1	1.0	0.8
脂肪	0.1g	0.1	0.1	0.1	0	0.1	0.1	0.1	0.1
醣類	28.7g	12.6	2.8	8.2	8.0	4.7	5.9	7.6	3.4
纖維	0.9g	0.3	0.9	1.2	0.9	1.2	0.8	0.5	0.6
灰分	1.6g	0.2	1.0	1.0	0.7	1.0	0.5	0.4	0.6
鈣	15mg	6	50	65	70	120	47	15	30
磷	200mg	15	32	60	29	44	20	30	22
鐵	1.0mg	0.2	0.6	1.6	0.5	0.8	0.6	0.4	0.3
鈉	6mg	1	1	1	1	1	1	2	14
鉀	720mg	100	450	370	270	390	180	160	240
維他命B_1	0.21mg	0.03	0.06	0.05	0.07	0.09	0.04	0.04	0.03
維他命B_2	0.11mg	0.02	0.19	0.14	0.12	0.20	0.03	0.01	0.02
菸酸	0.9mg	0.9	0.6	0.7	0.4	0.6	0.3	0.1	0.3
維他命C	19mg	10	25	70	40	50	14	7	15

以下根據日本的四訂食品成分表，以營養學的角度來做比較：

大蒜的熱量遠高於其他蔬菜，在蔬菜中能夠凌駕其上的，只有稱為菜園之肉的毛豆了。

大蒜富含蛋白質、醣類、磷、鉀、維他命B_1等成分。維他命B_1可將醣類（碳水化合物），轉換為運動熱能，能使人體產生力量，稱為抗疲勞維他命。

開始流行吃精白米之後，腳氣病患者也大為增加，糙米中的維他命B_1在精白後被去除了，缺乏維他命B_1來分解醣類，患腳氣病的機率大增。

人們常說：「光吃速食品，營養不均衡，有害健康」，主要是因為此類食品中含極高的醣類。

攝取大量的醣類，會過度消耗轉換醣類的維他命B_1，導致其嚴重缺乏，引發腳氣病症狀，手腳痲痺、浮腫，嚴重者可能因營養失調而死亡。

由此可知維他命B_1對人體的重要性，但人體所能吸收的維他命B_1非常有限，無法吸收的部份會隨尿液排出體外。

然而，令人非常驚訝的，大蒜竟然擁有提高維他命B_1吸收容許量的本領。

◇大蒜的威力源——它的名字叫蒜素

為了更了解大蒜的藥效，將其成分進行化學分析。

大蒜成分包括其臭味來源的精油成份百分之一，多醣類百分之五，維他命B_1以及C類等。

精油的成份之一是蒜氨酸，由瑞士的斯特爾發現，為無色無臭的針狀結晶物質，一旦大蒜的酵素——蒜酶與蒜氨酸發生作用時，會使其變化為蒜素，形成揮發性的油性成分而產生臭味，也就是說蒜素乃大蒜強烈氣味的元凶。

但是，蒜素也可使大蒜產生驚人藥效。

它具有良好的抗菌作用，即使稀釋十二萬倍，對結核菌、白喉桿菌、傷寒菌、赤痢菌、淋菌等，仍有抵抗力。

經複數測試，發現生的大蒜，其力量比盤尼西林或四黴素都更強。此外，一毫克的蒜素相當於十五單位盤尼西林的力價。

因此，可以預防食物中毒，抑止腸內細菌的繁殖，可調整腸的功能、具整腸作用。還可以殺死感冒病毒，或消弱其力量，抵抗病毒。

在俄羅斯，大蒜被視為「俄羅斯的盤尼西林」，相當有名。政府曾為了對抗流行性感冒病毒，而進口五〇〇噸的大蒜。在俄羅斯的實際醫療案例中，也將大蒜使用於百日咳、腸毛病的治療上。

在波蘭則以大蒜製成的藥物，治療幼童的腸炎、消化不良、肺炎、敗血症以及腎變病。

但是，強力的抗菌作用卻是把雙刃刀，雖可抑制腸內細菌繁殖，若攝取過多，也會抑制人體內必要的維他命生產菌的生長，導致維他命不足，引起維他命B_2群的缺乏症。造成口角炎、舌炎、日光皮膚炎、脂漏性濕疹，同時也會使肝功能出現異常狀況。『本草綱目』也述

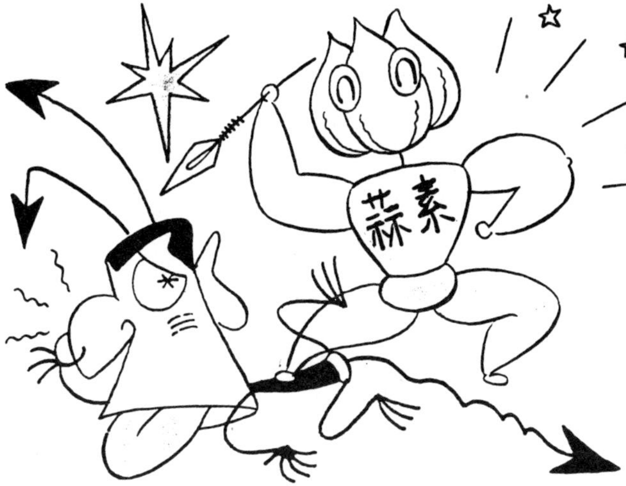

及：「久食，破肝、損目。」證諸維他命B_2缺乏所出現的症狀，可知此為合理的記述，以四氣五味的角度考量，辛具有損害肝功能的性質，也是合理的說法。

不過，只有長期而且大量的攝食，才會使大蒜成為毒或藥。

此外，大蒜生汁具驅蟲作用，蟯蟲遇到大蒜生汁會死去，在小腸的蛔蟲或十二指腸蟲，則會逃往大腸的方向，大蒜也能夠驅除蟯蟲。

外用時也可發揮抗菌力，對香港腳、頑癬、腹股溝癬、割傷、腫疱都有效。

威力驚人的蒜素只有在切或絞碎大蒜時才會產生，一旦加熱就會破壞酵素（蒜酶），使蒜氨酸無法分解為蒜素，不會有臭味。也就是說，不要長時間（適當的）加熱整顆大蒜，就可避免強烈的特殊氣味，而不破壞其效力。人體內的維他命B_6具有與蒜酶同樣的作用，可將蒜氨酸轉換為蒜素，以吸收有效成分。但是，一旦蒜氨酸轉換為蒜素，在體內被吸收以後，口中不可避免的會感到臭味。蒜素單體具有如此驚人的殺菌力、抗菌作用，在與其他物質結合後，更能發揮其強大的作用。

◇大蒜是強壯劑的秘密

只要充分吸收維他命B_1，就能消除疲勞、增進食慾，增強精力。可是，如前所述，人體能吸收的維他命B_1有限，攝取過多也會隨尿液排出體外。

蒜素與維他命B_1結合後，就會形成蒜硫氨，當維他命B_1以蒜硫氨的型態進入體內時，原本難以吸收的性質就會轉變，並大量吸收。就算沒有立刻利用，也可儲存於全身的細胞中，配合必要的時候發揮作用。

被人體吸收的維他命B_1，可以產生能量，對治療腳氣病、失眠或便秘都很有效。

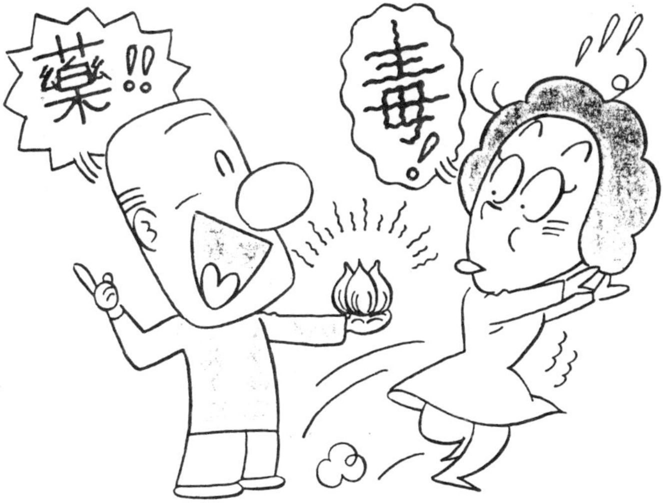

而此效能即是蒜素的結合能力所造成的，大蒜本身不僅富含維他命B_1，與豬肉等含維他命B_1的食品一起食用，更能發揮卓越的功效。大蒜被視為強壯劑的秘密即在於此。

有一種將蒜硫胺以化學合成方式製成的藥品，此種維他命B_1藥劑的藥物，就是由大蒜中得到的啟示而製成。

維他命B_1除了有消除疲勞、增進體力的作用之外，可鎮靜神經系統、安定精神、解除壓力。因為，它能使腦等中樞神經、或手足等末梢神經的作用正常化。

除了蒜素以外，精油成份同樣具有增進食慾、抑制腸內細菌、促進血液循環、溫熱身體等作用，同時有緩瀉的效果。

在工作壓力過大、容易疲勞的現代，大蒜無異具有絕佳的效果。

◇與脂肪結合，可使人長生不老

蒜素特有的效果就是與脂肪結合。

與脂肪結合的蒜素能促進血液循環，使紅血球增加，供給體內新鮮的血液，可使細胞恢復年輕。以漢方的藥性來看，屬於「溫藥」，對寒冷症、凍傷、陽萎都有作用。

此外，漢方認為大蒜是老人之藥，可防止老化。

老化的症狀很多，血管動脈硬化會引起心肌梗塞、腦中風。年輕人的血管好似橡皮管，柔軟而彈性絕佳，一旦老化，則僵硬有如老舊的瓦斯管，無法伸縮。動脈硬化的原因之一，就是血液中的膽固醇增加，形成粘稠狀，沈澱於血管內壁中，妨害血液循環，這是導致可怕疾病的關鍵。

大蒜的脂肪蒜素可促進血管細胞的新陳代謝，保持年輕的彈力，而且，也具有淨化粘稠血液的作用，防止血管本身的老化，使血液乾淨，促進血液循環，保持身體的青春狀態。

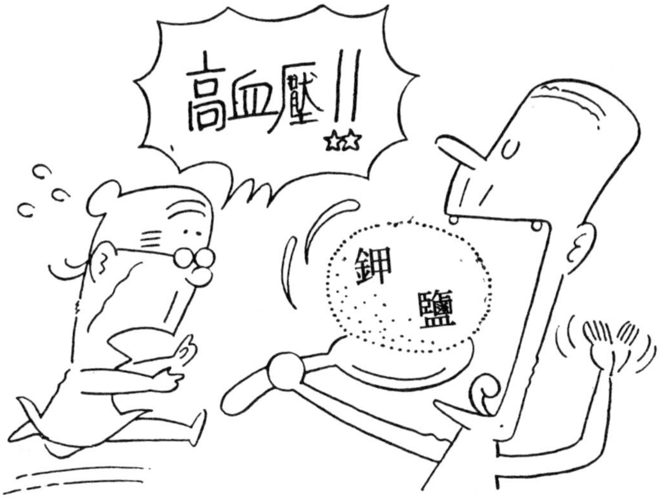

此外，大蒜中含有很多的鉀，和鈣、鈉、磷同屬人體不可或缺的四大礦物質之一。鈉是鹽的主要成份，鹽分攝取過多，是國人血壓較高的原因。

而鉀卻能去除血液中的鈉，可使血壓保持正常功能，改善高血壓的毛病。

這些功效將在血管、血液疾病中，詳加探討。

大蒜的有效成份雖是蒜素，但是鍺以及麥角粘蛋白也頗引人注目。

有座「聖泉」，世界各地的人們都認為飲用其中的水，就可以長生不老、永保青春。將之分析，發現其中含有鍺，與蒜素一樣具有消除疲勞、增強體力的效果。

根據研究，鍺可抑制癌細胞的生長，引起各方注意。

大蒜中所含的鍺量，是被視為健康食品——蘆薈的十倍。

它的另一成分——多醣體，一九三六年由小湊潔博士發現，即麥角粘蛋白，根據研究是一種維他命，能促使動物成長，增加精力，抑制肝臟的脂肪沈澱，降低血液中膽固醇等作用。

◇大蒜的同類植物，具有抑制過敏的作用

最近發現，大蒜對治療特殊皮膚炎非常有效，其藥理效果目前尚未完善，但是，根據大阪府公衆衛生研究所的報告顯示，大蒜的蒜素屬植物具有抗過敏的效果。

同研究所也注意到一種叫β—己醣酰胺酶的酵素，在引起過敏反應時，會成為傳達物質的動物游離細胞，因而進行實驗。

培養老鼠的白血病細胞，加入會引起過敏的抗原與抗體，並用搾汁機搾出許多植物的抽出液，加入其中，規定β—己醣酰胺酶的量。

實驗用了二十九種蔬菜，十一種果實，三種芋類以及一種菌類，共計四十四種可食用植

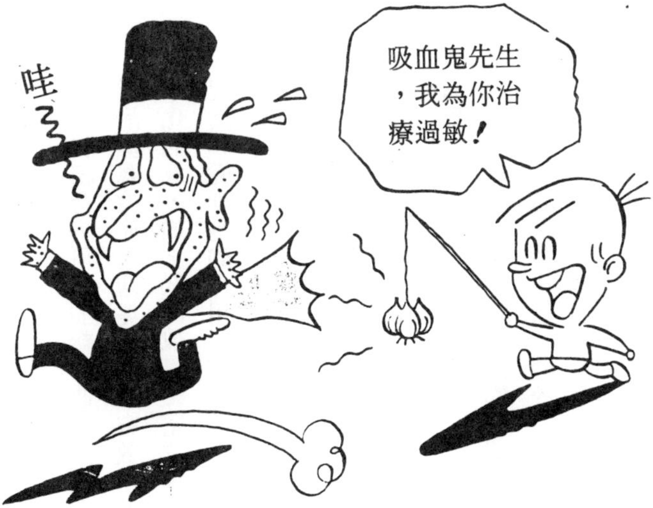

物。

結果，發現大蒜及其同類，如蔥、韮菜、洋蔥、慈蔥以及薑、蓮藕，都具有抑制此種酵素游離的作用。

其中，大蒜的過敏抑制作用最佳，為蔥的八倍、韮菜的四倍，力量強大。

◇價格便宜，卻可輕易得到大蒜十大效果

將大蒜效能整理、列舉如下：

①具有凌駕於盤尼西林的殺菌、抗菌作用，內服、外用都有絕佳的效果。

②與維他命B_1結合，使得原本有限的維他

命B_1吸收容許量增加，消除疲勞、增進體力的功效。

③與脂肪結合，可增加新鮮血液、清血的作用，使細胞恢復年輕、促進血液循環，溫熱身體，對治療寒冷症、凍傷、陽萎有效。此外，可防止動脈硬化、身體老化。

④淨化血液，加上③的效果，富含鉀可使血壓正常，改善高血壓。

⑤促進胰臟細胞的作用、刺激胰島素的分泌，有益糖尿病的治療。

⑥微量元素鍺的含量高於其他健康食品，可抑制癌細胞生長、具防癌作用。

⑦可抑制過敏性皮膚炎。

⑧促進消化，蒜素可刺激胃粘膜、增進胃液分泌。吃肉時與大蒜一起食用，可使蛋白質凝固、緩和對胃的刺激，促進大腸蠕動，具整腸作用。

⑨有解毒功能，有益於肝臟。

⑩具鎮靜效果，對失眠有好的影響。

以上為大蒜的主要功效，關於對各個疾病的藥效及使用方法，將在第二章為各位詳述。

大蒜極具藥效，一天只服用二～三片的普通量，當然不會產生副作用。事實上，任何健康食品攝取過多，都會造成腸胃的負擔，只要在常識合理的許可範圍內就可以了。

例如：鍺對身體很好，若大量服用以化學精製的物品，對身體仍有害。大蒜含有鍺的天然成分，在體內作用完畢後，會隨尿液自動排出體外，這可說是大自然賦予我們的恩惠。

此外，在料理上可以廣泛加以運用，將大蒜整個烤來吃，或榨取生汁，也算是美味菜餚的香辛料，故稱之為「美味藥」。而且價格便宜，隨手可得。

在第五章將為各位介紹，一些大蒜製品，如：無臭蒜的錠劑，或者是含大蒜萃取的沐浴精，和多種大蒜商品。

因此，旅行中或不方便食用大蒜時，或是不喜歡其強烈氣味的人，一樣可加以利用，非常便利。

以簡單的調理方式將大蒜長期保存下來，偶而使用在料理中，親自體驗其神妙的效果。

◇大蒜的同類——韮菜，也可多加利用

大蒜的主要藥效成分——蒜素，也存在於大蒜的親戚蔥類之中，如：火蔥、韮菜、蔥、山蒜、胡蔥、洋蔥等，應巧妙運用在每日菜單中，有助健康。

至於對何種疾病有效，將在第二章中一一說明，在此，只簡述其特徵。

與大蒜並稱為強精食品，最適合精力減退的人使用的是——韮菜。

原產於西伯利亞的寒冷地帶，繁殖力極強，因此具有強壯、強精的作用，中國自古以來就稱其為起陽草。

以營養學的觀點來看，含有豐富的維他命A、B_2及C等。所含有的維他命A，僅次於芹菜、胡蘿蔔、茼蒿，排名第四，而其獨特的臭氣，與大蒜一樣，由蒜素所造成。內服的話，也具有增進食慾、促進消化、消炎、發汗、解熱、抗菌作用。

外用則可治療輕微割傷、蚊蟲叮咬，將生汁塗抹患部即具療效。

以漢方的觀點來看，可活血化淤，促進血液循環，排除舊血，對流鼻血、便血、痔瘡出血、生理不順、撞傷等血液病症很有效，使用方法即用榨汁機取汁飲用。

『本草綱目』中記載：「煮食根、葉，可溫中、下氣，補虛，益陽，調和臟腑，促進食慾，止腹中冷痛。」

以往，下痢時都會煮韮菜來吃。胃腸發冷、下痢、疼痛、出血時，食用韮菜非常有效。

此外，韮菜炒肝臟可增強元氣，韮菜可活血，肝臟可增血，兩者相輔相成，可增強效果。

◇蔥類為藥味的代表選手

慈蔥、胡蔥、洋蔥、蔥等蔥類，是藥味不可或缺的物材，可增加風味，促進食慾，治療感冒，鎮靜神經。加熱後，就不會產生難聞的氣味，每日食用，效果可待。

若能明白其藥效，在家中有人不適時，可當作「食藥」來使用。

蔥類為家庭的常備蔬菜，日本人也吃，但歷史較短，明治時代以後，才在北海道開始栽培。

它的味道能夠鎮定神經、產生睡意，以往失眠時，據說，只要在床邊放置蔥花，就可舒服成眠。

又因為含有蒜素，具獨特氣味，組成成分大致相同，不過，較特殊的是洋蔥黃褐色的薄皮中，含有槲皮酮，可增強腦微血管的作用，有助於防止動脈硬化。

蔥類有鎮靜神經的效果，和鎮咳、健胃的作用。漢方將蔥的白根稱爲蔥白，認爲可「發汗解熱、利尿、健胃、去痰」。『本草綱目』記載其功用為「使關節柔軟，止鼻血，排便，出乳順暢，治療耳鳴，緩和關節疼痛，治喉嚨堵塞，明目，促進內臟作用，殺死魚、肉毒素」。

現代中醫藥學則認為具有「發汗、散寒、健胃營養、去痰、利尿、促進消化、增加食慾、鎮定神經、促進血液循環」等效能。

此外，根據江戶時代『本朝食鑑』，這本食養生書中所述：

「感冒、頭痛、無法發汗時，用味噌煮飯及生葱葉、根，做成粥，趁熱吃下可去汗。」

感冒初期時，將大量的葱花（洋葱）煮成高湯，加入少許生薑，趁熱飲用，多休息非常有效。味噌與葱花加入熱開水，浸泡後飲用，也具有同樣的效果。

火葱有同樣的藥效，感冒時，將之切碎、放入開水中趁熱服用。或以生汁稀釋五～十倍後漱口，治療扁桃腺炎、咽頭炎、口內炎有效。生汁塗抹於割傷、香港腳、頑癬的患部，也具殺菌作用。

第二章

食用後能產生效果的疾病療法

◇長期使用也無害，具有長生不老的效果

自古以來就有「可為毒，也可為藥」的說法，也就是說，藥物依其使用的方式，有時也會危害人體。二十世紀科學昌明，高度發展科技的結果，機械化雖使工作輕鬆了許多，相對的，也使地球的危機提高，在製造物質豐饒社會的過程中，所付出的是犧牲自然環境、公害叢生的代價。

在醫學界中，同樣的，戰前的絕症——結核病，拜抗生素之賜，已不再是死亡疾病，然而，抗生物質的垂手可得與長期服用，也形成藥害。如今，醫學界正面臨一大轉換期。其中之一，即是東洋醫學熱。中國醫學與中國的歷史一樣悠久，有別於西洋醫學，它一直持續獨特的發展。例如：漢方重視個人體質的差異，即使只是感冒，因為體質不同，治療方法便不同，藥物也不同。這便是它獨特的地方。

漢方將藥分成上藥、中藥、下藥三種。

上藥可強壯體質，長期服用也無妨，具有不老延年的效果。中藥藥效稍強。下藥則作用

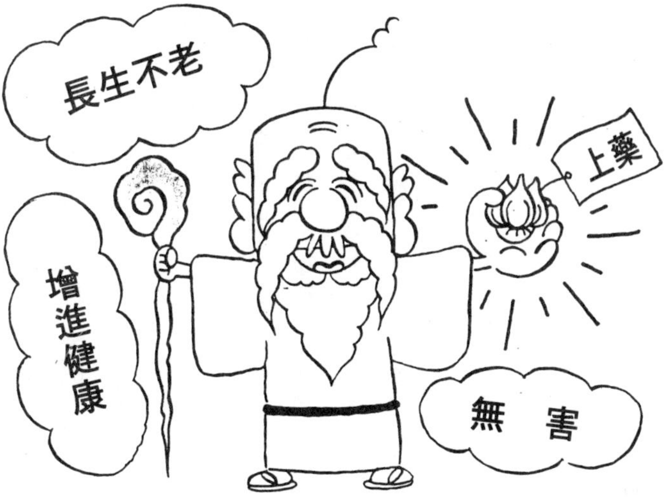

劇烈，不可長期服用，三種藥性巧妙組合，儘可能使其無害，才是漢方用藥的宗旨。

將大蒜當成「美味食藥」使用時，可視為漢方的上藥，長期使用、效果極好。任何健康法都一樣，要採用最適合自己的方法，多下點工夫，才能長期持續下去。大蒜何其有幸，有各種的利用方式，而且吃來味美，無需辛苦的施行，就可展現效果。

大蒜最有力的作用，就是可增進體力、防止老化，並維持健康，同時，能預防國內三大疾病——癌症、心臟疾病，以及腦血管病變。即使是已有這些症狀的人，也能藉著改善體質而減輕其嚴重性。

所有的疾病幾乎都是因為人體自然的抵抗

力、免疫力減退，而造成的結果。愛滋病使我們了解到，現代人的免疫力、抵抗力已逐漸衰降。大蒜之所以引人注目，就因為它可提升人類的防疫能力。

以下，讓我們來探討大蒜實際上的效果，可以改善何種疾病。

維持健康──

漢方認為所謂的治療，應該是提高本身的自然治癒力，才是根本的途徑。人體本來就具有調整自我體調、恢復疲勞、和自我治療的能力，簡言之，就是自然治癒力。

例如：罹患病毒性感冒時，身體全力與入侵的病毒作戰，會有發高燒的現象。元氣充沛的人突然發高燒時，表示其具有抵抗力，漢方稱此狀態為「實證」。

相反的，老年人罹患肺炎時，不會發燒，也沒有劇烈的症狀，只有在照X光時發現廣大的陰影，證明其的確生命垂危，漢方稱此現象為「虛證」，表示生物體的抵抗力減退，疾病正在侵害人體。

抵抗力的有無，以虛、實的概念表達。而大蒜非常適合「虛證」的情況，像疲勞而沒有元氣的年輕人，體質虛弱的人，或是中年以後，體力才逐漸衰退的人。以四氣五味而言，辛

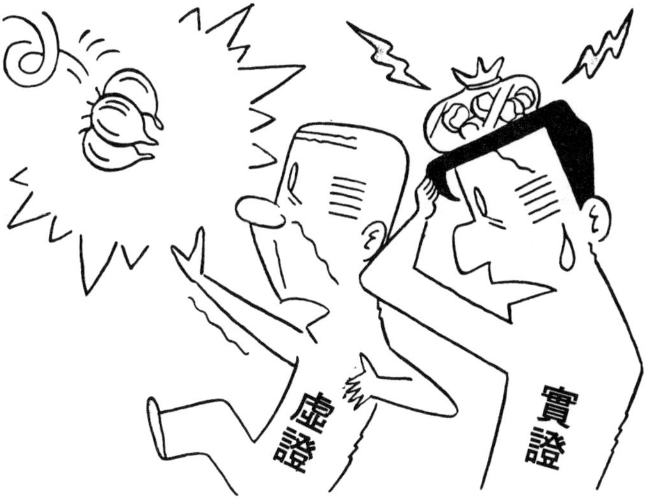

、溫具有溫熱身體的作用，但是，動輒頭昏眼花的人，必須要控制攝取量。

大蒜與牛奶一同食用，有助於老年人或病後的體力恢復，『本草綱目』記載：「補弱身、治口乾、養心肺、解熱毒、潤皮膚，（牛乳）與大蒜同煮飲下，可治療寒冷症，老年人也可服用。加入蔥或薑則可治療小兒吐奶。」

大蒜可說是對多種疾病都具療效的萬能藥，其藥效將一一說明。

人類健康的基礎在於細胞的健康。

人體內含六十～七十兆個細胞，如果，每個細胞都很健康，就不會感冒，也能抵抗病毒性的疾病，即使生病，症狀也不嚴重。

此外，這些數目龐大的細胞經常進行新陳

代謝，老化的現象便是由於其代謝率衰退，新鮮健康的細胞減少，老舊者增加的緣故。

大蒜具有提高人體基本細胞活性化的力量，細胞活性化就能使身體強壯，增進體能。

關於這一點，幾千年前建立埃及金字塔的勞動者，大量食用洋蔥與大蒜，即為明證。

每天吃一～二片的大蒜，最適合工作忙碌，亟需體力的人，容易疲倦的人，以及體質虛弱，經常全身無力的人。

增強精力——

寺院門前常可見「不許葷酒入山門」的石碑，所謂的「葷」指的是腥臭的東西，包括大蒜、韭菜、葱等氣味強烈的辛辣蔬菜之總稱。中國將葫、韭、葱、薤、薑，共稱為五葷。

也就是說「帶有酒氣，或吃過腥臭東西的人，不可以入山門」，更不可以帶這些東西到裡面去吃。

可能是怕吃了韭菜、大蒜後，有時會精力過盛，妨害僧侶的修行，才會出現這道禁令。

大蒜給人強精食品的特殊印象，這點似乎並不公平，但是，它的確具有增強精力的作用。

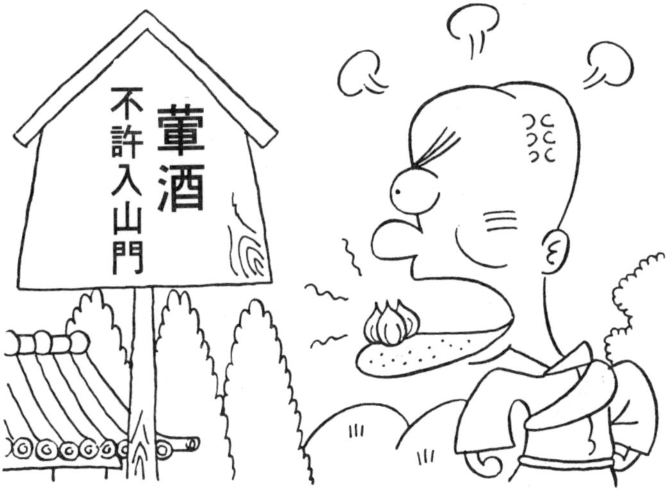

大蒜會促進荷爾蒙的分泌，測試經常食用大蒜的男性，他的精子數量，發現會不斷的增加。

將大蒜粉末摻在雞的飼料中，結果產卵率提升了，因此，養雞場也會使用大蒜。

大蒜除了是增進精力的強壯劑以外，還具有許多優良的藥效。

感冒——

常聽到各種健康法的實踐者說：「××宿疾痊癒了！」或是「不再一年到頭感冒了！」可見，大部份的人都將感冒次數視為健康管理的指標。

感冒多由病毒引起，病毒平日即在空氣中

浮游，並不是到了感冒季節才出現的。冬季容易患感冒，是因為寒冷時空氣乾燥，在條件惡劣的環境下，喉嚨與鼻子粘膜的抵抗力減弱，使病毒有機可趁，因而感冒。

人體自然的抵抗力，可使感冒病毒不敢靠近，疲勞時抵抗力減弱，病毒就會侵襲人體。前述「不再感冒」，證明身體具有抵抗力。有人說感冒是萬病之源，實踐健康法，當然是以不會感冒為一目標。

大蒜可消除疲勞、增強體力，每日服用一、二片，自然可以預防感冒。

感冒的英文為「Catch a cold」，抓住寒冷之意。漢方將病因分為內因與外因，外因又可分為風、寒、暑、濕、燥、火這六淫，中國認為風邪是感冒的主因，歐洲則認為是由寒冷所致。

一般感冒只要保持溫暖、睡一覺自然痊癒。葱和薑為漢方的生藥，性溫，可使身體溫熱。葱花加入薑屑，再放入適量的砂糖，以熱開水沖泡，趁熱飲用，多休息，保持溫暖，對治療感冒頗具功效。

此外，也可將葱花包在紗布裡，放入口罩中，即可預防感冒，主要是葱以菜刀切碎後，使其產生蒜素，病毒不敢輕易靠近。

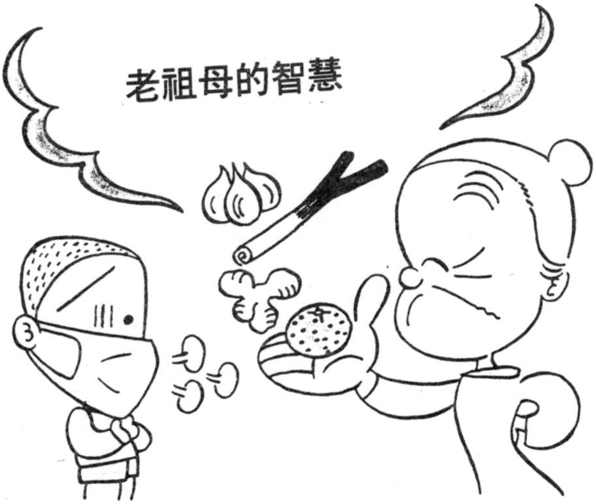

有些物材非常有趣，原本具有四氣的相同性質，但加以處理之後，其性質竟然會改變。例如：柑橘性寒，喝酒時有醒酒的作用，但是，柑橘燒烤之後變成暖性，所以，吃熱騰騰的柑橘能使身體溫熱，補充維他命C，有助於治療感冒。

不像現代醫藥氾濫，這種傳承下來的醫藥常識，被視為「老祖母的智慧」，當時甚為流行。抑制感冒初期症狀的方法，除前所述之外，還有許多種，但是，人們都已不復記憶，現代人感冒時，動不動就去看醫生、拿藥服用。

美國百科事典記載感冒的治療法為——

「市場上藥品氾濫，但局部治療並非重點所在，藥物使用過多，只會併發感冒的其他症狀。輕微的感冒會自動痊癒，嚴重時則可能在二～三天內惡化。感冒最好的治療法，就是泡個熱水澡，喝熱飲料（不含酒），躺在溫暖的被窩裡，並準備充足的衛生紙或手帕，如果二十四小時以後症狀尚未減輕，或持續發熱、咳嗽、發冷時，表示有併發症，就要儘速就醫。」

這些常識也通用於我國，有所謂的蛋酒，以九十CC的清酒，放入一個蛋，用小火煮溶以後再加入砂糖，充分攪拌，趁熱服下，保持身體溫熱，多休息，能使感冒早日痊癒。

感冒時不可飲酒的禁令，可能是由於國外沒有把酒溫熱的習慣所致。

此外，很多人認為感冒時最好不要洗澡，但在初期，泡個熱水澡非常有效，可使身體溫熱。必須注意在將近痊癒時，退燒過後二～三天洗澡較好。

大蒜與蔥薑同樣具有溫熱身體的作用，其藥效成分如蒜素、麥角粘蛋白則可促進血液循環。

蒜素可殺菌，抗病毒，能殺死或減弱流行性感冒病毒的活性化。可以溫熱身體，又能減弱病毒的威力，治療感冒當然有效。

每年在容易罹患流行性感冒的寒冷季節，學生們都會接受預防注射。不過，最近由於注射的副作用，再加上每年流行感冒的型態並不固定，有時預防注射也未能達到預期效果。因此，許多醫生對預防注射的問題，都採取自由放任的態度。

考慮到大蒜的強力殺菌作用，可能比預防接種更有效，於是有人主張將大蒜積極納入學校的營養午餐中。

每當我感覺快要感冒時，便吃大蒜粥，能使身體打從內部溫熱起來，很快就能治好感冒了。

・大蒜粥的作法

份量為一～二人份，材料：大蒜三十公克（一片約五公克），米一〇〇公克，鹽適量，水適量。

儘量利用天然鹽，含有許多珍貴的礦物質，有益身體，而且能夠引出甘味。水一般為米的十倍量，大約一公升左右，可隨自己的喜好，酌量加減。

①大蒜去皮待用。

②洗米。

③把水放入鍋中，大火煮至沸騰，加入大蒜煮一分鐘，將大蒜取出放入盤中。

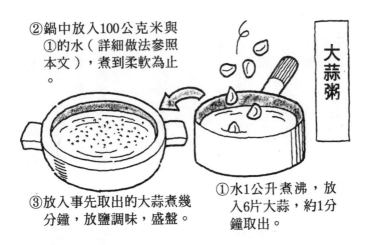

大蒜粥

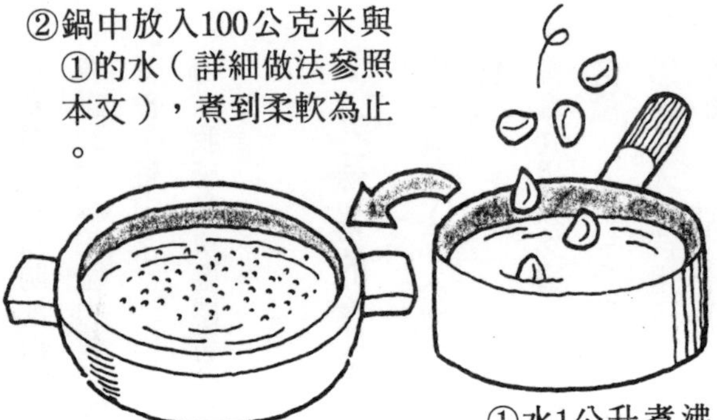

①水1公升煮沸，放入6片大蒜，約1分鐘取出。

②鍋中放入100公克米與①的水（詳細做法參照本文），煮到柔軟為止。

③放入事先取出的大蒜煮幾分鐘，放鹽調味，盛盤。

④在鍋中放入米和③水，加蓋，煮滾後火關小，蓋子稍微掀開，將米煮到軟為止。

⑤將取出的大蒜放入④的鍋中，煮幾分鐘，用鹽調味後盛盤。

以上，做法簡單，當感冒症狀出現時，就可以做來吃。有時可以在最後才加入大蒜一起攪拌。如果在意氣味，也可加入味噌一起調味，此時，可酌量減少鹽，甚至不用。

胃腸較弱的人，除了大蒜之外，還要放入二~三片的紫蘇葉，切碎後煮到軟硬適中時。漢方的感冒藥有香蘇散、參蘇飲，此「蘇」即為紫蘇，針對胃腸較弱的人使用。

大蒜粥可促進消化，增進食欲，非常適合感冒沒有味口的人。

癌症——

平均壽命號稱世界第一的日本，死亡原因的前三位，依序為癌症（惡性腫瘤），次為心肌梗塞、心不全、高血壓疾病，三則為腦血管病變，以腦中風為主，都是成人病。

目前並沒有治療癌症的特效藥，只能以早期發現與預防的方式處理。許多大蒜的研究者，將治療癌症的夢想寄託其上，努力研究其藥效。

前已述及，大蒜具有使細胞活性化的作用，在預防癌症方面能發揮效果。因為，癌症是一種細胞的疾病，老化的細胞容易形成腫瘤，腫瘤若一旦是惡性的，就是癌症。腫瘤化的細胞，會形成獨特的細胞分裂，持續增殖，而破壞正常的細胞。

此外，大蒜含豐富的有機質，被視為很有希望的抗癌物質。

美國及俄羅斯一直進行大蒜的防癌、抗癌研究，根據研究報告。大蒜能抑制癌細胞的增殖，發揮治療效果。

以往，一直認為猴頭菇可治癌，因其含有鍺的成分。對其藥理研究目前還在進行。不過，常吃大蒜的中國及韓國，癌症患者較少，也算是一種證明。

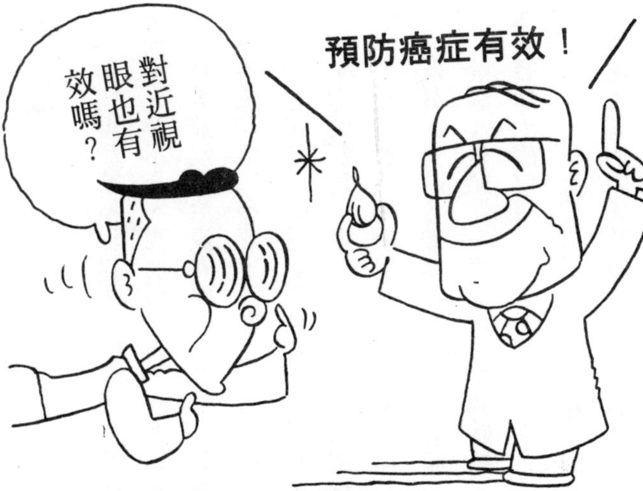

初期的癌狀也可能自然治癒，若加上大蒜，則會有更好的效果。

癌症主要以外科療法（手術取出受癌細胞侵襲的部份）、放射線的治療以及制癌劑，三種主流化學療法，全部是將癌細胞加以去除或殺死的方法，但是，放射線和制癌劑的治療，不僅會殺死癌細胞，也會傷及健康正常的細胞。

此外，它有轉移的特徵，一旦開始轉移時，藉著手術或許能將它完全去除。

我在四十九歲時患直腸瘜肉，手術割除後，因癌細胞蔓延，必須切除胃及大腸，開刀後突然對食物過敏，不得攝取動物食品，但為了恢復體力，於是常吃大蒜、蔥屑，加入任何能吃的食品中，儘量吸收營養。

市面上也販賣許多含大蒜成分的食品，非常方便，而我因動過胃部手術，不能吃油膩的食物，所以很喜歡吃醃大蒜。

手術後若想恢復健康，緩和藥物的副作用，建議各位使用大蒜。但是，動過胃腸手術的人不要生吃，用來煮粥或加熱後食用，較容易消化。

關於癌症的治療方法，最近干擾素的發展很引人注目，這是增進患者全身的體力，使免疫力或抵抗力亢進，進而殺死癌細胞的方法。

大蒜可增強體力，提高免疫力、抵抗力，經由實驗證明的確具有明顯的制癌效果，不容否認。

心臟疾病——

大蒜對於位居第二死亡率的心臟疾病，也有很好的療效。

心臟病中最可怕的就是心肌梗塞與狹心症。

心臟是將新鮮血液輸送到全身的喞筒，喞筒外壁的肌肉就是心肌，由大靜脈送回的血液，藉著心肌的收縮運動，再壓縮至大動脈中。

狹心症是由於供給心臟養分的冠狀動脈狹窄，使血液循環停止，心肌缺氧，多由於運動、飲食、興奮、寒冷而誘發心肌的毛病，使用硝基甘油、硝肟等口含錠，十五分鐘內就能抑止發生症狀。

發作時，胸內突然絞痛，伴隨著鈍壓迫感，通常五分鐘後自然就會減輕，偶而可能會持續十分鐘左右，如果疼痛長時間持續下去，或許已有心肌梗塞的狀況，應及早入院治療。

心肌梗塞為冠狀動脈完全堵塞，血液循環完全停止，心肌一部份壞死，比起狹心症，胸痛更為劇烈，死亡率較高，若出現此症，要立刻住院治療。

兩者都是由於膽固醇與中性脂肪沈澱在冠狀動脈內壁所致。

膽固醇有好壞之分，壞的膽固醇大量蘊含於動物性油脂中，嗜食肉類的歐美人，最大死亡原因為心臟病，就是攝取過多的動物性油脂。因此，我們必須重新評估國人的飲食習慣，最好的辦法，就是採取以往單純的料理形式，國人近年來的攝食內容，與歐美無大差異，體內膽固醇的積存現象也增多了。

許多研究報告顯示，大蒜可降低血液中的膽固醇量。

一九八七年加州諾馬林達大學博士班傑明・勞等人，實驗結果，發現日本製的濃縮大蒜

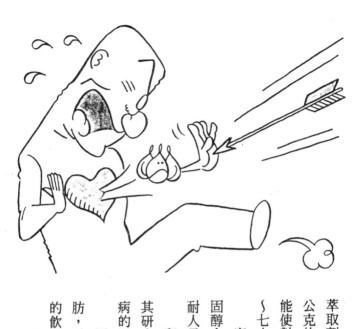

萃取劑，可減少血液中的膽固醇。每日攝取一公克的萃取劑（相當於二十八公克的生蒜），能使對人體有害的膽固醇與中性脂肪下降六十～七十％，而且，也同時能增加好的膽固醇。

實驗過程中，剛開始的二、三個月內，膽固醇會增加，四、六個月後，反而會減少，頗耐人尋味。

印度的波爾迪亞教授，於一九八九年發表其研究結果，說明攝取大蒜能避免血液凝固疾病的罹患危險。

因此，為了預防心臟病，要多吃植物性脂肪，避免糖分及酒精攝取過多，保持營養均衡的飲食生活。

另外，為避免壞的膽固醇累積，應多吃大

蒜。

動脈硬化——

細胞健康，身體就會健康，而將養分輸送給全身幾十兆細胞的，就是血液。

血液的狀況良好，則細胞的新陳代謝也會順暢。

血液中的膽固醇及中性脂肪若附著於血管壁中，就會引發心肌梗塞、狹心症、腦中風、高血壓、動脈硬化等疾病。

當膽固醇沈澱於血管內壁時，管路變得狹窄，血流不順，血壓增高，形成高血壓症。此外，當血液循環不順暢時，以較高的壓力帶動血流，會增加心臟的負擔，血管的負荷更沈重、變得脆弱，即為動脈硬化。

膽固醇等污濁物質若大量積存在血管內，可能造成血管堵塞，甚至使血液循環停止，引起致命的危機。如果是發生在腦血管，就會造成腦梗塞，無法得到氧補給的腦細胞會死亡，出現手腳麻痺、言語無法自主的狀況。

有污濁積存的血管在血液流通時，迫使心臟必須以較高的血壓輸送血液，而已經產生動

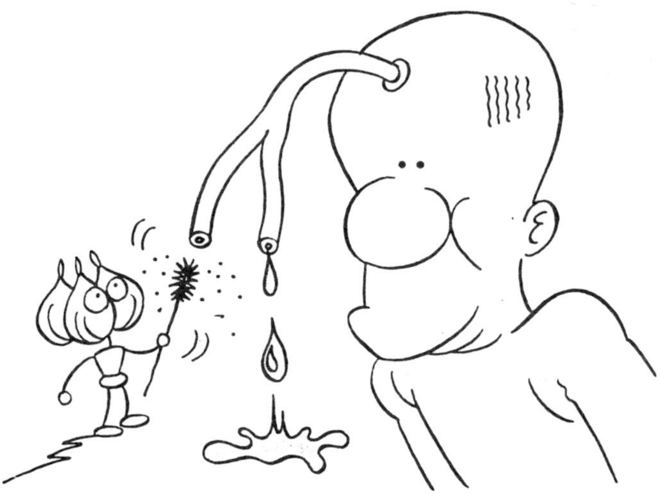

脈硬化的脆弱血管，很難承受此種壓力，因而破裂，也就是俗稱的腦溢血。

由此可知，過多的膽固醇與中性脂肪沈澱在血管壁中，是引起多種致命疾病的主因。

一九九一年日本名古屋大學農學院食品有機化學研究所的川岸舜朗教授等人經研究發現，大蒜、洋蔥、胡蔥等，可促進血液循環，減免血栓產生的作用。

血液在血管內凝塞而形成的血栓，是造成心肌梗塞與腦梗塞的主因。受傷出血時，不久之後血液就會凝固，這是血小板的凝縮功能，血小板為血液的成分之一，體內使血小板凝縮的因子—TXA2與阻礙血小板凝縮的PG12，此兩種生理活性物質保持絕佳的平衡，才能使血液循環順暢。

隨著年齡的增長，血管壁附著膽固醇等污物時，血循不暢，體內能使血液循環正常的PG12的生成會受到抑制，而容易形成血栓。

調查葱的同類妨害血小板凝集的程度時，發現到作用特別強大的大蒜中，另有三種新的物質，其中以亞賀延的活性化最強。

亞賀延是由紐約州立大學化學主任——艾力克•布洛克博士所發現命名的，「亞賀」即西班牙文中大蒜之意，其與自古以來即做為抗血栓劑的阿司匹靈一樣，具有防止血液凝固的力量，這點已經由實驗證明。

川岸教授的實驗則由洋葱中發現各種活性物質，同時也得知菠菜、蕪菁、青辣椒、蘆筍、番茄、甜瓜等，亦具血小板凝縮的抑制作用。

由以上結果，川岸教授認為「今後將是以化學根據選擇食品的時代」，而且認為大家既然都已瞭解大蒜的藥效，就應多加利用。

以往，在不了解藥效成分的時代，也有許多有益身體的食品。像中國以四氣五味區分食品的性質，明白它們的作用，作巧妙的搭配、組合，就可使身體健康。

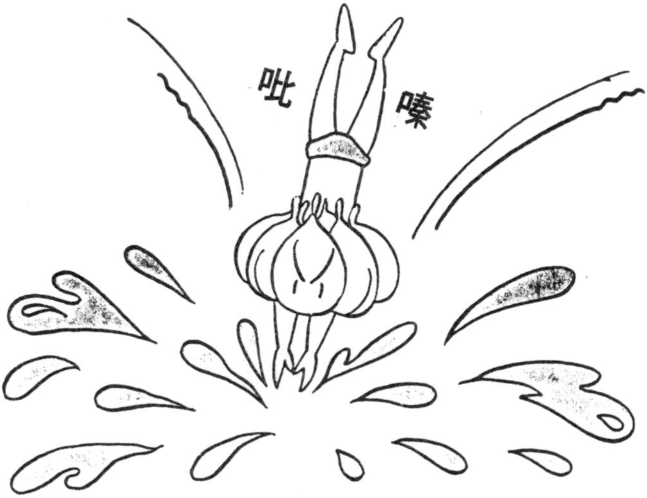

昔日，代代相傳的飲食生活的智慧，隨著生活範圍的擴展，料理方式逐漸國際化、簡便化，超級市場內陳列著搭配完整的菜色，而為人們淡忘。然而，這些現成的加工食品，含有許多有害人體的人工添加物，常致使人們攝取過多鹽分、缺乏新鮮蔬菜，尤其是外食族。

因此，在家用餐的價值，有必要重新考量。

血栓症——

菜單內多納入大蒜及洋蔥，就可防止血栓症。

日本東邦大學醫學部的客座教授山口了三，在北京中醫學院，目擊直接對血栓症患者注射芹科與紫蘇科等五種植物煎液，因此，他們

並木教授等人所製食物預防血栓效果一覽表

	效果最高	稍　　高	只有一點效果	幾乎沒有效果
蔬菜	大蒜 菠菜 蕪菁 蘆筍 四季豆 青辣椒 芹菜　番茄 洋蔥 西洋芹菜	茼蒿 嫩芽 慈蔥 胡蔥 胡蘿蔔 青椒 青江菜	豆芽菜 蘿蔔 三葉菜 花椰菜 豌豆 南瓜	小黃瓜 水芹 小松菜 萵苣 高麗菜 蓮藕 花菜 牛蒡
水果	荷蘭甜瓜 木瓜 香瓜 西瓜 甜柚 葡萄柚 萊姆 草莓 奇異果	亞利斯甜瓜 塞爾維亞甜瓜 鱷梨	夕張甜瓜 柑橘 溫州橘 富士蘋果 柿子 豐水梨	王林蘋果 二十世紀梨 櫻桃 油桃 枇杷 麝香葡萄 德拉華葡萄

開始進行研究。

回國後，分析這些漢方藥的成分，得知其中含有抑制血小板凝集的吡嗪等物質，進而調查其他植物中，是否也有此種成分，結果，發現洋蔥及大蒜中也含有吡嗪。

此外，日本椙山女學園大的並木和子教授，以及前東邦大學醫學部的五十嵐紀子講師，進行研究，將加入吡嗪的血液血小板放在試管內，使其凝縮，結果，發現其凝集只有一般的一半，形成不易製造血栓的狀態。

除了大蒜，洋蔥等具刺激氣味，或有咖啡芳香的物質中，都含有吡嗪，以下為對各種蔬果調查其吡嗪成分所做成的效果列出一覽表。

根據一覽表可以了解，大蒜、洋蔥、芹菜、番茄等蔬菜，具有較強的防止血液凝結的作用。

而且含有許多血栓預防物質——二十碳五烯酸。實驗內容是讓十五名二十歲左右的女性，連續四日食用由秋刀魚、沙丁魚、青花魚、鰻等魚類，和含有很多吡嗪的蔬菜所搭配、組合的抗血栓食譜。

而後，抽血調查血液的狀態，發現血小板的凝縮作用比實驗前降低了十五～二十％。實驗中所使用的抗血栓食譜，是令人倍感親切的傳統菜式。與其為了防止血栓而嚴守諸多禁忌，不如積極地攝取含有大量吡嗪以及ＥＰＡ的素材，這才是最重要的。

高血壓——

高血壓患者多屬於原因不明的本態性高血壓，所謂的原因不明，就是說，並不是由特殊疾病所引起的二次性高血壓，而是由於鹽分攝取過多，或壓力等生活上的影響所致之社會性疾病。

有明顯的病因，稱為二次性高血壓，如腎炎、慢性腎盂腎炎、妊娠腎等腎臟疾病，或甲狀腺、腦下垂體、副腎等各種荷爾蒙的分泌臟器，也就是說，內分泌系統疾病或心臟、大動脈、腦膜炎、或腦腫瘤等腦壓上升所形成的高血壓，都是屬於二次性高血壓。

血壓是健康的指標，對於自己的血壓是否標準，應有所認知。

根據世界衛生組織（WHO）的指標，正常的範圍應為：

・高血壓＝最高血壓一六〇㎜Hg以上，最低血壓為九五㎜Hg以上。

・境界高血壓＝最高血壓一四〇～一五九，最低為九〇～九四㎜Hg。

・正常血壓＝最高血壓一三九以下，最低八九㎜Hg以下。

・低血壓＝最高一〇〇㎜Hg以下，最低六〇以下。

普遍來看，年齡愈高、血壓也會跟著上升，但不能一概而論。根據WHO的標準，年輕人最高血壓達一三九，最低八九，也算血壓稍高了些。

這數值當中，不論是最高血壓或最低血壓，其中一項只要符合高血壓的標準，就算是高血壓。例如：最高血壓一三四，最低血壓九五，或最低壓八五，最高壓一六〇，都算高血壓。

與年齡無關，最低血壓超過九〇的人，就應該注意。

一般而言，超過四十歲，要定期測量血壓。

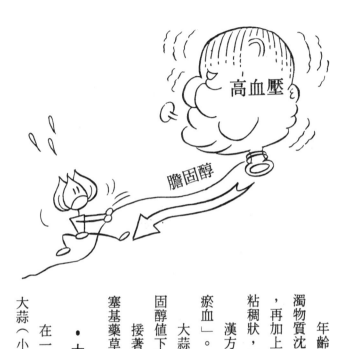

年齡愈高，血壓愈高，是因為血液中的污濁物質沈澱在管內壁上，血管變窄，血行不順，再加上血液本身因為膽固醇及中性脂肪而成粘稠狀，不易流通所致。

漢方稱血液停滯、流通不順暢的情況為「瘀血」。

大蒜的蒜素可分解膽固醇，使血液中的膽固醇值下降，讓血管柔軟，以防止動脈硬化。

接著，為各位介紹歐洲傳統的莫里斯·梅塞基藥草療法中，高血壓藥的作法。

·大蒜湯

在一公升滾水或肉湯中，放入一球剝皮的大蒜（小片集合成一塊），煮到湯汁剩下一半為止。

每日飲用三杯，沒有限定時間，但分三次服下較好。

・大蒜糊

這不是用來內服，而是像軟膏似的塗抹，將二片大蒜搓碎，加入三大匙食用油，塗抹於足底，可使血壓下降。

足底匯集了許多穴道，疲勞時，自行刺激，可使輕鬆不少，整個人就能放鬆。梅塞基雖爲法國人，卻具有與漢方穴道類似的想法。

附帶說明，沒有任何穴道按壓之後，便可使血壓下降。高血壓的主要症狀為頭痛、頭昏眼花、耳鳴、肩部與背部酸痛、手腳冰冷、容易疲倦，必須配合各個症狀進行穴道指壓。

腳底有所謂的降壓點，在腳拇趾內側根部、橫紋中央，有使最低血壓下降的有效穴道。在腳後跟中央，有治療失眠、緩和頭痛的穴道。足底心附近則有湧泉穴，可抑制發冷症狀。

對這些穴道進行指壓，或塗抹大蒜都有效果，不過必須配合症狀。混合食油是為緩和刺激，如果仍有刺痛感，表示效力過強，要先沖洗掉。

大蒜湯

①在1公升的滾水或熱湯中放入1球大蒜，煮到剩下一半為止。

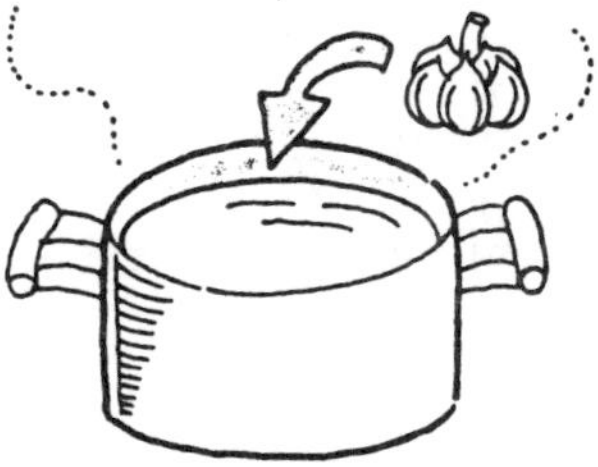

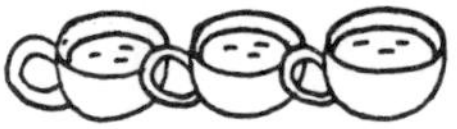

②每天飲用3杯。

大蒜糊

①將2片大蒜擦碎以後，加入3大匙食用油。

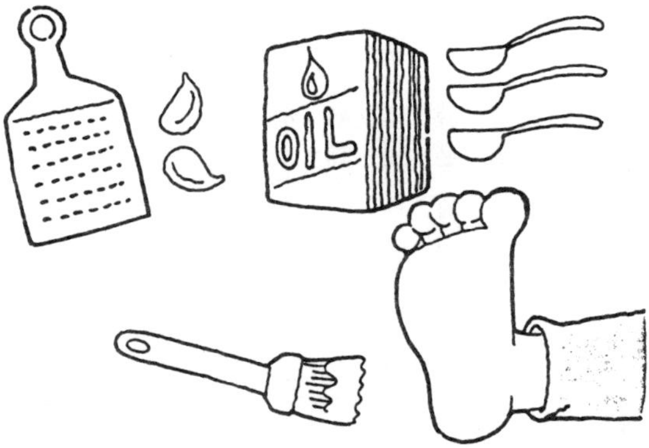

②塗抹於腳底，使血壓下降。

除了外用，每天吃一～二片大蒜，也能改善高血壓。

胃腸病——

胃腸是消化食物、吸收營養的重要器官，為了維持身體健康，首先要強壯腸胃。

我本身接受過胃與直腸的手術，不能吃腸胃無法負擔的食物，但大蒜是個很好的選擇。在感冒的項目中曾提到多種利用的方式，如大蒜粥、市售膠囊或醃漬物等。

也許有人要問，大蒜雖可增進體力，但是，會不會加重腸胃的負擔呢？

關於這點，當然生吃大量的大蒜，刺激過強，會弄傷腸胃，但是，只要適量攝取，它事實上可以強壯腸胃。蒜素可刺激胃與腸的粘膜，促進消化酵素的分泌，提高消化能力，並增強胃腸粘膜的抵抗力。

腸胃已受損的患者，在大蒜的攝取方式上要多花點工夫。

前些日子，我曾與野本二世夫對談，他努力的推廣有益健康的蛋油，並販賣大蒜製品。當時，他氣色之好，一點也看不出曾因胃的切除手術而瘦弱不堪。在朋友的建議下，取出雞的內臟，塞入大蒜後用線縫合，以水煮三、四天服下，增強胃的功能，恢復元氣。如果在韓

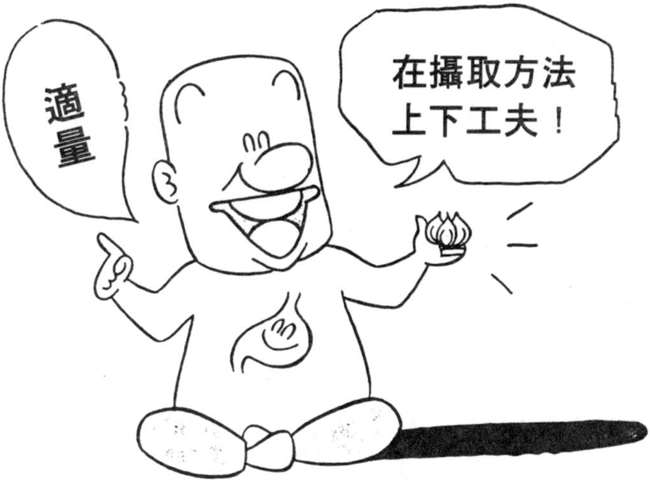

國，可能會塞入高麗蔘做成補品，然而人蔘味苦，常讓人感覺是在吃藥，不如大蒜美味，是其一大特徵。

胃腸弱的人首要避免生吃大蒜，生大蒜雖具即效性，但是刺激太強，而且氣味濃烈，即使是健康的人，也不一定能承受。

加熱過的大蒜效果較緩和，可以常吃，而且藥效並不遜於生蒜。

除了大蒜粥以外，也可以用來煮豬肚，中國有「持類補類」的想法，治療胃病則使用動物的胃，將大蒜當作調味品，可以消除內臟的臭味，效果很好。

用醋或醬油浸泡過的大蒜，也不會造成負擔。

只要不過量，就可以改善胃腸、強化體質，每日二～三片，胃腸弱的人則必須控制食量，耐心長期攝取。

建議胃腸弱的人，將大蒜與魚、肉、大豆或蛋一同食用，因其可凝固蛋白質，使這些食品容易吸收。

許多人都有擔心事情時胃痛的經驗，長期以來都有「胃與頭相連」的想法。胃炎、胃潰瘍、十二指腸潰瘍等疾病的主要原因，就是壓力，被視為是工作過度的上班族的職業病。

蒜素具有鎮靜作用，把蔥放在枕邊就容易成眠，這是經由科學證明的先人智慧。可鎮定精神，美味，又能使營養容易吸收，就是建議胃腸較弱者多加利用大蒜的理由。

下痢、便秘——

俗語說「快食、快眠、快便」對身體有好處，但為慢性便秘而煩惱的人，意外的多。便秘一直是健康與否的徵兆之一，不可等閒視之。

以為只是便秘，結果卻是直腸癌的例子也曾出現，如果排便一直都正常，卻突然出現便

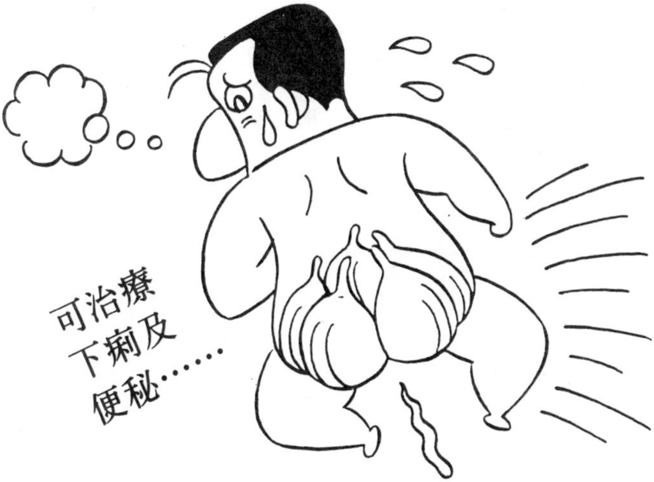

秘現象時，不要掉以輕心，最好趕緊到醫院檢查。

通常，便秘可分為痙攣性便秘和弛緩性便秘。

痙攣性便秘是指大腸運動緊張度增高，內容物的水分被過度吸收，變成較硬的顆粒狀糞便，直腸因而難以產生排便反射。大多是精神壓力造成的狀況，如旅行時的便秘，服用鎮靜劑以後就可產生便意。

慢性便秘大都屬於弛緩性便秘，大腸運動緊張、蠕動緩慢，大腸的內容物無法移行所致。

主因運動不足，食物內容不當，常有人說「從腳治療便秘」，生病躺在病床上難以排便，手術或生產後腹肌鬆弛，也容易便秘，這時，最重要的是做增強腹肌的運動，四肢趴在地上，綁抹布鍛鍊足、腰，可當作幼稚園或托兒所的幼兒運動，鍛鍊腹肌。

生活不規律，排便習慣遭到破壞，就會造成便秘。早起時空腹喝下開水或冰牛奶，有助於排便。

便秘，必須注意飲食，改善生活習慣，適度的運動，保持心情穩定，就可治癒便秘，避免使用瀉藥。

多攝取富含纖維質的蔬菜，經常食用大蒜、洋葱。蒜素可刺激、促進大腸的蠕動，使養成規律、正常的排便習慣。

『本草綱目』也提及，當大小便的狀態停滯時，烤獨頭蒜（不能分成小片的嫩蒜）至軟化時，剝皮，用棉花包住，塞入肛門即可。

這是外用的方法之一，有如今日之灌腸。

此外，也為各位探討痔瘡的問題，每日食用大蒜，形成快便狀態，可以治療痔瘡。

大蒜對下痢也非常有效，其成分可使腸內作用正常，因此，對便秘或下痢都有作用。

吃壞肚子時，可以喝一點大蒜粥或韭菜粥，粥不僅有助消化，也有溫熱胃腸的作用。大蒜與韮菜都是屬於溫性的漢方藥材，可產生相輔相成的效果，最適合治療下痢。

『本草綱目』也記載：

「煮韮根、葉食之，能溫中（胃腸）、下氣、補虛，益陽，調和臟腑，增進食慾，洩血膿，止腹中冷痛。」

除了韮菜，紫蘇、蓮藕、山芋、豌豆、菜豆、鯽魚粥等食物，對慢性下痢都有效。

吃得過多時，蘿蔔泥非常有效，在買消化劑之前，可大膽一試。

失眠症——

快食、快便都已討論過，現在來談談快眠。

常聽人說睡得好，是維持健康的基本條件。

而失眠有各種不同的形態。

的確，能不能睡得好是很重要的事情，許多人常為難以成眠而煩惱。

經過調查，發現有失眠煩惱的人，事實上都睡得很好，只是他們覺得自己睡不好而已。

所以，與其說是失眠症，不如說是失眠神經症。

在失眠而焦躁的夜晚，首先使臥室安靜下來，營造一種容易熟睡的氣氛。

不要依賴安眠藥，喝點睡前酒，一小杯即可。大蒜與洋蔥中所含有的蒜素或維他命B_1，可抑制神經細胞的亢奮，具安定精神的作用。

曾有人說蔥的氣味有助於睡眠，將蔥切成適當的大小，包在紗布內，放置在枕邊即可。請務必嘗試蔥或蒜的效果。

睡前吃些富洋蔥、大蒜的食物，或者將大蒜剝皮，每日食用二～三片，或者經常吃韮菜，促進全身血液循環，身體溫熱，自然能誘發睡意。

肩膀、脖子酸痛或身體發冷時也不易熟睡，可以泡個舒服的大蒜澡，身體溫暖，就容易入睡了。這時，聞一聞大蒜的味道，也具有鎮靜的效果。

我本身在無法成眠時，會以開水沖泡寺納豆或濱名納豆（都具失眠的療效），並加入一些蔥花飲用，非常有效，可自然的入睡。

除此之外，蔥花加上味噌（儘可能使用豆味噌），再倒入熱開水，浸泡後喝下，或是加入許多蔥花的味噌湯。自古以來即被視為治療失眠的特效藥。

失眠的原因有很多，可能是由高血壓、腎臟病、肝臟病所引起的，不可忽略。

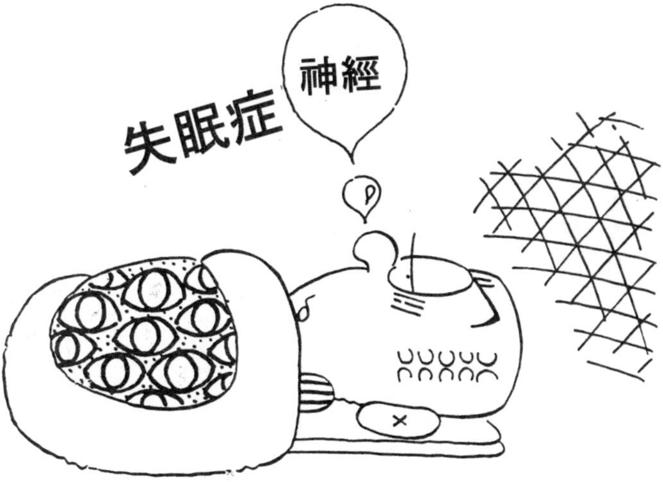

如果，失眠的現象一直持續下去，會使體力減退。雖然沒有什麼煩惱，卻無法成眠，或他人認為你似乎完全不能熟睡時，可能是躁鬱病或精神分裂症的初期徵兆，一定要找精神科醫生商量，千萬不要自行服用鎮靜或安眠藥。然而，在充滿壓力的社會中，人們常會傾向諮詢心理醫生，或依賴藥物的力量，防止病情惡化。

慢性肝炎——

肝臟是人體內最大的臟器，可說是人體的化學工廠。

由腸管吸收的養分在肝臟加以處理，而後送至全身各處。此外，食品添加物等有害人體的物質，也是由肝臟處理，因此，它是食品公害的最大受害者。

肝臟的主角為肝細胞，若因各種因素使肝細胞受損，引起發炎症狀，就是肝炎。最常見的就是由病毒引發的急性A型肝炎，其他還有B型、C型等慢性肝炎。當然，飲酒過量也是造成肝炎的原因之一。

最近，慢性肝炎患者，尤其是病毒性肝炎，非常的多。據說，國內有三百多萬B型肝炎的病毒患者。

在這樣的背景之下，幾乎可確定食品添加物即是造成慢性肝臟疲勞的元凶。目前，尚未有慢性肝炎的絕對治療法，只有靜養，多方攝取營養，提高體力與抵抗力為主要的療法。前面已提過，大蒜具有滋養強壯的效果。

此外，大蒜含有對肝臟功能必要的維他命B_2、菸酸。肝炎的食物療法，必須攝取高熱量、高蛋白的飲食，而在同時配合大蒜的食用，能使蛋白質更容易在體內被吸收，因此，大蒜是最適合的物材。

但是，並非在任何情況下都可以使用大蒜，不要因為其效果好，就一次過量攝取，吃很多的生大蒜，這樣會適得其反。

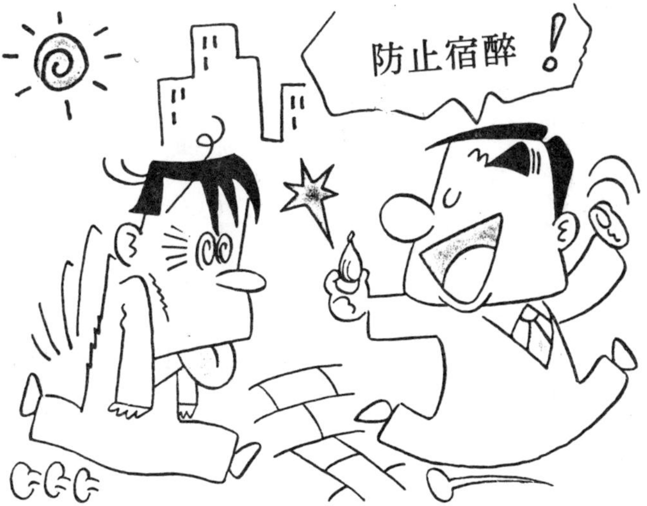

大蒜具有強力的殺菌、抗菌作用，吃得過多，會連腸內及肝臟的必要菌類一起毀滅，而這些菌類與維他命B_2、維他命K、菸酸、泛酸、生物素、葉酸等人體不可或缺的物質之製造過程有關。

所以，每日食用二～三片的適量大蒜，長期持續下去，才是重點。

大蒜有益於肝功能，又可防止宿醉。喝酒前先吃點大蒜，即使大量飲酒也不會宿醉，第二天還是可以神清氣爽。

另外，根據「持類補類」的想法，動物的肝臟和韮菜對人體的肝臟都很好，可以把韮菜炒肝臟當成下酒菜，烤大蒜也是很好的選擇。或者，在喝完酒的隔天早上，飲用一點蜆味噌湯，可以減輕肝臟的負擔。

酒對肝的殺傷力不亞於食品公害，因此，一定要設定「休肝日」。

糖尿病——

傑出的糖尿病理學家喬斯林，認為「糖尿病可控制，卻不能完全治癒」。糖尿病的遺傳性非常大，如果親族中有患者出現，就算沒有糖尿，一旦糖分處理能力減退，也必須接受檢查。

糖尿病的三大原因，第一是遺傳因素，第二是因為美食，第三是由於胰臟分泌的胰島素不足而引起的病症。

胰島素可使血中的葡萄糖溶入肌肉或脂肪組織，使血糖濃度降低。一旦此種荷爾蒙缺乏時，血管中的糖分會急遽增高而造成糖尿病。

糖尿病患者大多肥胖、容易口渴，多尿，嗜吃甜食，身體容易疲怠，男性性慾減退，女性則出現月經異常的症狀，視力衰退，而且皮膚容易發癢、化膿，和其他各種症狀。典型肥胖者的糖尿病，體重會大量增加，或驟然消瘦。

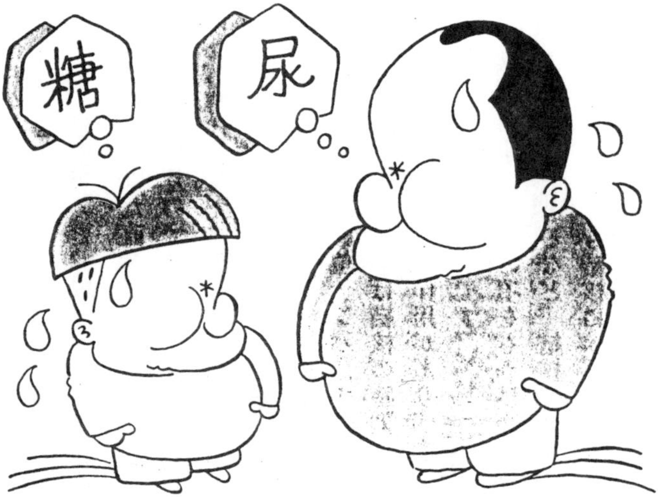

最近小兒糖尿病患者持續增加，為了治療，常會妨礙學校生活的進展，非常令人同情。

糖尿病的治療主要採用食物療法，須長時期耐心地食用營養均衡的低熱量食品。

大蒜對如此麻煩的症狀也有改善的作用，不僅含有能促進新陳代謝的維他命B_1結合，形成蒜硫胺，進行比一般維他命B_1更強力的醣類代謝。

此外，蒜素也能和體內的維他命B_6結合，促進胰臟細胞的活性化。

在料理中，巧妙利用動物的胰臟或腎臟，也有助於糖尿病的治療。

結核——

我開始接觸漢方，是在一九四九年罹患結核病時。大學休學了一年，當時，結核病的特效藥——鏈黴素非常難以取得，在喜好漢方的同學影響之下，接受了針灸治療，效果非常的好，因此，我也開始學習漢方。

許多醫生都是由於嘗試以漢方治療昔日的絕症——結核病，而與其結下不解之緣。戰前，日本排名第一的死亡原因就是肺結核。

當時，大蒜被視為結核的特效藥、滋養食品，多方利用。其強大的抗菌作用與增進體力的效果，是結核患者不可或缺的聖品。

之所以特別提及結核的問題，是因為最近在學校或補習班造成集體感染。而且，因老人性結核死亡的發病例，雖然不多，卻有增加的趨勢。

現代的結核病患，若能使用鏈黴素，同時配合大蒜的作用，則更能發揮療效。結核病的特效藥效果極好，但其副作用也很可怕，嚴重者甚至會失明或失聰。將大蒜當成輔助治療物來使用，相信可儘早恢復健康。

氣喘、支氣管炎——

大蒜可去痰，其強力的抗菌作用與恢復體力的效果，對結核病患者是可喜的福音。去痰可抑制咳嗽。因此，當然對氣喘以及支氣管炎都有效，實際治療時，是使用大蒜萃取劑。

大蒜的去痰作用，可能與市售的充血去除劑或去痰劑相同。其刺激性的成分可刺激胃，而送出讓胃分泌液體、稀釋肺部粘液的指令，可以將痰咳出來。

因此，支氣管弱或有氣喘的人，一定要經常吃大蒜。

更年期障礙——

女性由成熟期到老年期的移行期間稱為「更年期」，大約是在四十到五十五歲左右的時期。

此時，可能會出現頭昏眼花、頭痛、手腳冰冷、心悸、發汗、肩膀酸痛、腰痛、便秘、下痢等肉體症狀，還有失眠、焦躁、情緒不佳等精神症狀出現。

這些都稱為更年期障礙，個人間的差異極大，有的人幾乎沒有不適的感覺，而有些人則長年為這些障礙所苦。

更年期就是停經期的開始，卵巢機能減退、荷爾蒙分泌減少，當體內的平衡失調時，就會引發種種症狀。

為了鼓舞開始衰退的卵巢機能，腦下垂體前葉必須勉力為之。

沒有月經，而感覺女性機能被剝奪的打擊，造成精神狀況不佳。更年期之後，卵巢雖已開始衰退，但子宮卻仍保持年輕，因此，注入卵巢荷爾蒙劑時，子宮也會有出血的現象，由此可知，只要卵巢能充分發揮功能，仍然有產生月經的力量。

大蒜能促進荷爾蒙分泌，排除更年期的障礙，使平衡失調的現象歸於正常。曾有報告指出，停經後的女性馬上使用大蒜，可使月經再度開始。

更年期的荷爾蒙不平衡對全身會造成很大的影響，尤其是對綜合自律神經的中樞、間腦的下視丘。大蒜的藥效對所有更年期的障礙，都能發揮作用，可減輕精神的不安定。常吃大蒜，可使妳不知不覺便度過這種障礙時期。

美容——

昔日常吃大蒜的中國、韓國女性，多擁有細緻美麗的肌膚。

「肌膚的狀態是身體的鏡子」，美肌之源在於健康的內臟。胃腸狀況不良時會長疙瘩，便秘更是美肌的大敵。

大蒜具有使細胞活性的作用，讓全身細胞充滿活力、防止皮膚老化，並且，可使血液擴張、促進血液循環，當然可以促使新陳代謝正常，保持美肌。

常吃大蒜，可使人由身體內部美麗起來，同時，次章將為各位說明大蒜的外用藥效成分，也可以被皮膚吸收。

藉著大蒜，能讓妳成為快食、快眠、快便的健康美人。

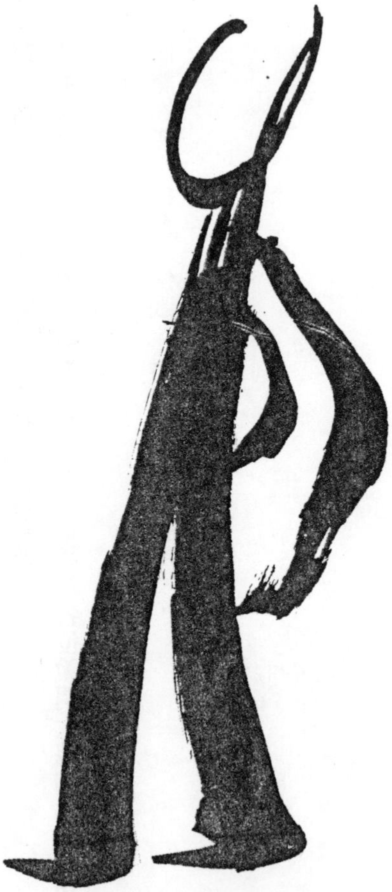

第三章

塗抹也有效的大蒜療法

感冒——

不想在寒冷乾燥的冬天得到流行性感冒，回家後最好把手洗乾淨、保持清潔，並以大蒜液漱口，就可以預防。尤其，當喉嚨感覺有點刺辣、疼痛時，任何家庭都可製作的大蒜液，可減輕不適。

大蒜雖具強大的殺菌作用，但其成分容易變化，所以每天只要準備一天的份量即可，前一天做好也可以。隨時備妥大蒜液，在感冒流行的季節裡非常方便。

輕微的喉嚨疼痛，可以將長葱切段泡在熱開水中，用來漱口，但大蒜液的效果比葱更好，它具有去痰的作用。

・漱口液的做法

大蒜液的份量以體重每十公斤對一公克的標準，開水六十CC，冰糖六公克，密封罐一個，五十～一〇〇CC容量的小瓶數個。

大蒜一片為五公克，體重五十公斤的人需約五公克，將一～二片的份量，加入三〇〇C

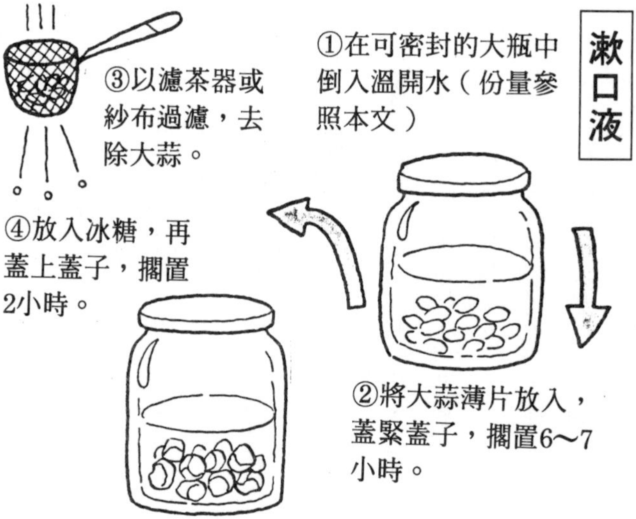
漱口液
①在可密封的大瓶中倒入溫開水（份量參照本文）
②將大蒜薄片放入，蓋緊蓋子，擱置6～7小時。
③以濾茶器或紗布過濾，去除大蒜。
④放入冰糖，再蓋上蓋子，擱置2小時。

C的溫開水和三十公兒的冰砂糖做成漱口液。

①將溫開水倒入大型的密封罐中。

②把剝皮、削成薄片的大蒜放入①中，蓋緊蓋子、擱置六～七小時，秘訣在於不要使氣味外洩。

③一段時間後，以濾茶器或紗布濾去大蒜渣滓，然後加入冰糖，蓋緊，再放置二小時。

④不要經常掀開蓋子，以免使氣味散失，最好分裝在密封的小瓶中，放置冰箱冷藏，這樣就可以了。

使用時，每回取出二十～三十CC，分數次含在口中漱口，或直接吞下也無妨。

加入砂糖是為了消除大蒜的臭味，如果非常在意氣味，可在之後再以牛奶或紅茶漱口。

幼兒則必須配合體重，將份量稀釋後使用。

若突然感到喉嚨疼痛，也有更方便的做法。

將一片生大蒜搓碎，倒入一八〇ＣＣ的開水，可加入一大匙砂糖以緩和其臭味，因濃度較高，漱完口要吐出來，如果覺得太冰涼，可改用溫開水。

可以紗布過濾搓碎的蒜屑，也可以不用砂糖。

以大蒜液漱口後，千萬不要因為其刺激感而用水沖去，這樣一來會使效果減半。

痛風、風濕──

痛風與風濕雖是不同的疾病，但類似的是疼痛點都在關節的部位上。除了劇烈的疼痛之外，痛風所引起的併發症，以及風濕造成的關節變形，對日常生活也有程度以上的阻礙，因此，這兩種疾病惡名昭彰。

中年以上的男性較易罹患痛風，血液中的尿酸增加，結晶沈澱在關節發炎，引發劇痛，尤其是腳的拇趾根部為最易發生的部位，疼痛的程度甚至能讓大男人流淚。

尿酸在血液中異常增加時，不只會劇痛，也會引起腦或心臟血管障礙、腎結石、尿毒病

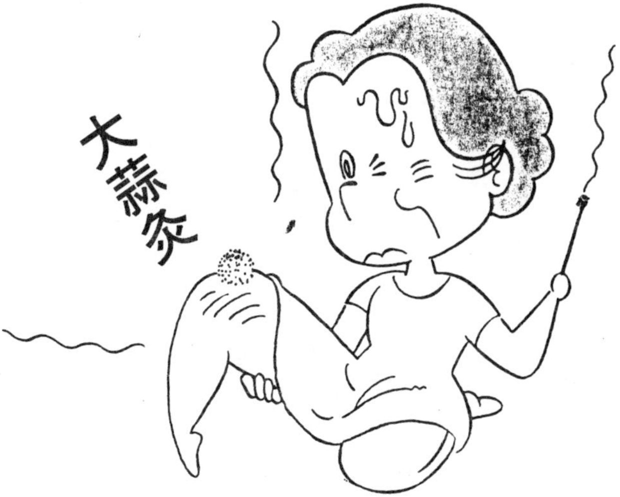

等併發症，陷入危險。尿酸異常增加大多是遺傳而來。

另一方面，風濕不但會疼痛，還會出現腫脹的狀況，原因不明。

當關節風濕惡化時，膝蓋的關節會積水、骨骼變形，四肢關節腫脹，劇痛伴隨而來，非常痛苦。

在我的診療所，有許多人因關節疼痛來就醫，有些甚至無法躺下睡覺。

關節疾病，在男性多為痛風，女性則多患風濕，現在，若能接受醫院的適當治療，病情仍然可以控制，無需害怕。在此，為各位介紹可在家中自己進行的簡易大蒜針灸療法。

利用針灸的熱刺激能增進血液循環，去除

淤血，並有抑制發炎的作用，可鎮痛，再加上大蒜的效果，就更好了。

大蒜內服效果頗佳，若作為外用，光是貼在皮膚上，就能使其有效成分滲透到體內，發揮作用。

除了大蒜以外，薑、蔥、韮菜也可利用，不會發燙，沒有痕跡，直接貼在皮膚上也無妨，因此稱為無痕灸。

但是，針灸只是暫時抑制疼痛的輔助手段，在疼痛難忍時可以應急，最重要的還是要到醫院接受適切的治療，以免症狀惡化。

灸治對疼痛非常有效，而且沒有副作用，是最適合家庭使用的止痛法，再加上大蒜的鎮痛作用，效果可待。無痕灸對每個部位施行一～三次較為適當，每進行三週便休息一週，不要過於急切。錯誤的做法反而會使疼痛增加，必須注意。

痛風和風濕的療法不同，絕不能混淆。

空腹時、飯後、發燒、疲勞、昏眩、嚴重心悸、或飲酒後最好避免進行。治療後一小時以上才可以洗澡。

・治療痛風有效的大蒜灸療法

市售白色艾草少許，待艾葉乾燥後，將之揉捏成綿狀的物質，加上大蒜、香、火柴。

大蒜削成三、四毫米厚度的薄片，貼在皮膚上，再進行艾草灸治。若是痛風，在與正常的白皮膚之間會有交界處，將米粒大小的艾草置於大蒜薄片，沿著交界處每隔三公分放置，然後用香點火。

至感覺發燙似的熱度時，就可用手指按熄艾草。

值得注意的是，一旦痛風變成急性發炎症狀，對患部進行灸治加熱時，反而會使疼痛更為嚴重。因此，必須是在患部周圍加熱，促進周邊的血液循環順暢，去除淤血，才能使症狀減輕。

・去除風濕疼痛的大蒜灸療法

準備白色艾草，黑色艾草燃燒溫度較高，以及大蒜、香、火柴等。

從膝蓋開始，一動就全身關節疼痛的患者並不少。

對痛風有效的大蒜灸

①將削成3～4毫米的薄片大蒜，置於患部與正常皮膚的交界處，其上放置如米粒大小的艾草（沿交界線，每隔3公分放置）。

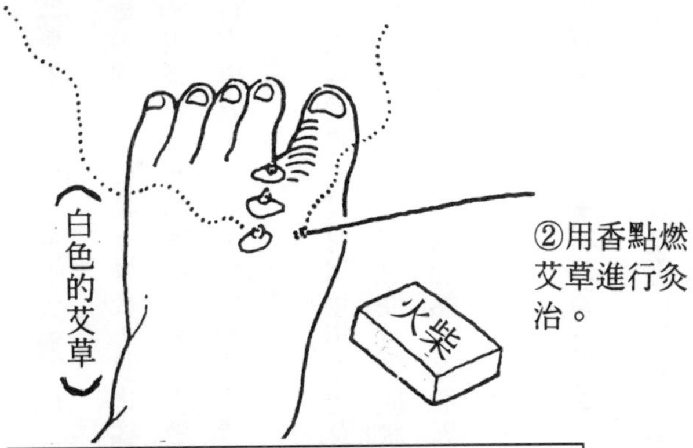

（白色的艾草）
②用香點燃艾草進行灸治。
火柴

去除風濕、疼痛的大蒜灸

①在感覺疼痛的患部正上方，將切成3～4毫米厚度的大蒜薄片置於其上，然後再將拇指大小的三角錐狀艾草置於蒜片之上。

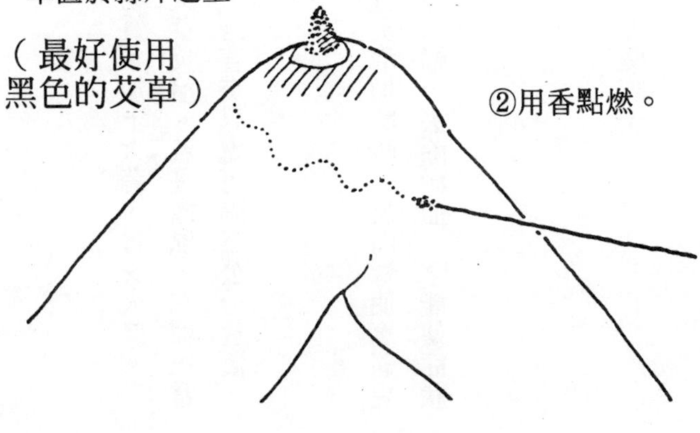

（最好使用黑色的艾草）
②用香點燃。

神經痛或高齡者常出現的變形性關節症，原因有很多，一般稱為風濕，是一種慢性關節疼痛疾病。

大都採用類固醇劑等藥物療法，對關節痛或關節腫脹有效，但長時間服用會有副作用，必須小心。

關於這點，大蒜灸則無此種顧慮，與痛風同樣的，是非常適合家庭使用的治療法。

風濕或神經痛不像痛風一樣，有急性的發炎症狀，治療的作法與部位也都不同。

在感覺疼痛的患部正上方，將削成三、四毫米厚的大蒜薄片舖上，在其上放置捏成手指頭般大小，黑色三角錐狀的艾草，然後用香點火。

由於艾草的份量較多，燃燒到最後，燙傷會較嚴重，可能形成大水泡，因此，在無法忍受熱度時，可將整個大蒜及艾草去除。

在大蒜灸後的隔天早上，雖然沒有吃大蒜，口中卻有大蒜臭味，證明大蒜的有效成分蒜素，已藉著灸治由皮膚吸收到體內。灸的熱刺激可促進血液循環，緩和發炎症狀，鎮靜疼痛。

痛風、風濕、神經痛都屬於慢性疾病，所有的慢性疾病都很難在短時間內治好。所以，務必要接受醫院的適當治療，同時藉著食物療法、運動療法，改善本身的症狀。可利用大蒜灸抑制急性疼痛，並服食大蒜，進行綜合療養。

神經痛、肌肉疼痛——

大蒜濕布療法對身體疼痛非常有效。尤其是在閃到腰時，也務必使用大蒜。外用時，不僅皮膚能吸收其有效成分，而且具有鎮定神經的作用，有益精神狀態，也能緩和疼痛。

濕布療法有兩種，一種是將大蒜搓碎，鋪在紗布或脫脂棉，直接貼上疼痛的部位，蓋上布捲、裹上膠帶。此法因患部密閉，能使有效成分滲透至皮膚深層，非常有效。但是，大蒜刺激性強，皮膚弱或一般人不能長時間貼著，否則皮膚會發紅，甚至長水泡，因此，在使用時，若皮膚感到刺痛，就要趕緊撕下來。

注意先以食用油塗抹患部，再進行濕布療法，可以預防皮膚斑疹。

此外，自古以來，喉嚨痛時常會利用蔥濕布療法，不會像大蒜般引起斑疹。做法是將蔥白切成五公分的長度，縱剖成兩半，將內側粘滑的部分略用火烤，貼在疼痛的患部，以繃帶固定。很多人小時候，老祖母都為你做過吧！

另外一種較溫和的大蒜濕布療法，就是混合小麥粉製成濕布藥使用。

・大蒜濕布的做法

準備小麥粉、大蒜、薑母、水、紗布。小麥粉一〇〇公克配合二～三片的大蒜以及等量的老薑，水一〇〇CC左右。

①小麥粉用水調溶，不可粘結成塊。

②將蒜屑、薑屑放入稠狀的小麥粉中，再加入適量的水，不可過稀。

③紗布四、五層重疊，剪成適合患部的大小，塗滿厚度均勻的大蒜濕布藥，並加覆油紙避免滲透出來，再裹上膠帶固定。

每日一次，約二十分鐘左右，直到疼痛緩和為止。撕下後，以沾水的紗布或濕毛巾擦拭患部。持續一個月後，相信頑固的疼痛、酸痛都能痊癒。

混合小麥粉是為了減少刺激，但有些人的皮膚會過於乾燥或出現斑疹，所以要避免長時間粘貼，當皮膚感到刺痛時就要中止，沖洗乾淨。

大蒜濕布

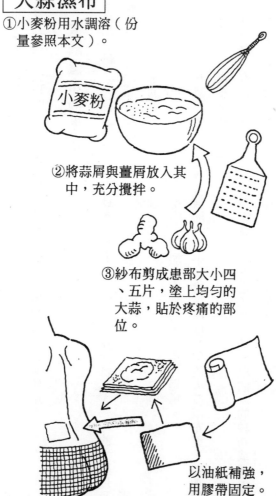

①小麥粉用水調溶（份量參照本文）。

②將蒜屑與薑屑放入其中，充分攪拌。

③紗布剪成患部大小四、五片，塗上均勻的大蒜，貼於疼痛的部位。

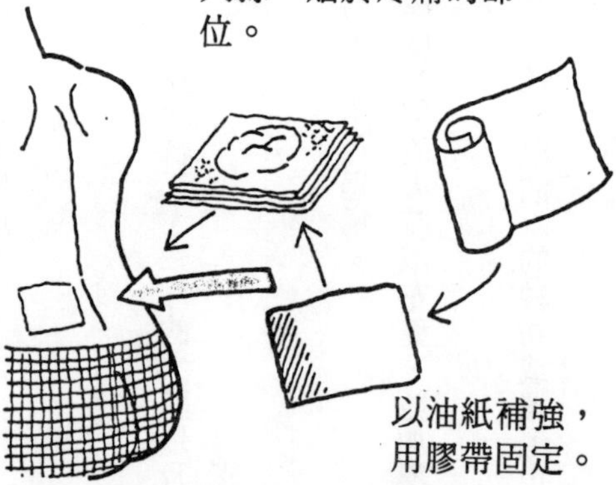

以油紙補強，用膠帶固定。

特異性皮膚炎——

最近，特異性皮膚炎是許多幼兒的母親之間共同的話題，與支氣管炎、氣喘及花粉症同屬過敏性疾病，多是由於遺傳性的體質所致。

希臘語中的特異性，意味著「無可歸類的場所」，約出現於二十世紀初期，但遠在古希臘時代即已存在此種疾病。羅馬皇帝亞各斯茲就患有氣喘與鼻炎，皮膚發疹，一年到頭都為發癢而煩惱。

雖然原因不明，不過近來過敏患者激增，空氣污染嚴重、生活環境惡化、飲食、衣物、居住等因素的變化或壓力增加，都是可能的原因。

特異性皮膚炎以嬰兒最容易罹患，一歲以後患病的機率大為減少，大部分的孩子在進入小學後，症狀就會停止。但是，由於體質的問題，表面看來似乎已治癒，卻演變成慢性過敏疾病。例如：偶而有些患者在孩提時代曾患特異性皮膚炎，到了小學則患過敏性鼻炎，雖然感覺好像已經好了，長大後又罹患支氣管氣喘。

這種麻煩的疾病令醫生懊惱，使母親哭泣。

許多患者只要不吃食品添加物、殺菌劑ＡＦ2的食品，就能使特異性皮膚病痊癒，因此，食品添加物的不良影響也是重要的病源之一。

此外，患者通常皮膚乾燥，一旦濕度降低，病情就會惡化。以往，幼兒一直是主要患者，但是最近二十多歲的青年也有可能染病。由於居住環境的變化，鋼筋水泥建築增加，暖氣使房內的濕度降低了三十％左右，所以重症患者也增加。

於是各方都在研究治療方法。

根據德島大學醫學部醫師菊地誠及名譽教授宮尾益英的調查發現，四國地區六家醫院的臨床報告顯示，每天一次五分鐘的大蒜萃取劑泡澡，連續六週，結果，在一三四名特異性皮膚炎的患者中，七十一人產生明顯改善效果，可用度高達五十三％，再加上問卷部分、回答稍微有效的人在內，則對七十六％的患者都有作用。

大蒜沐浴劑因而誕生。在四國，養殖幼鰤、鯛魚的漁戶，利用大蒜成分以及維他命B_1，當成魚的營養劑，是不可或缺的物質。某次漁戶發現這些物質沾在手上，感覺暖暖的，認為或許也可應用在泡澡上，結果，發現對腰痛、神經痛、濕疹都有很好的效果。於是，香川縣的飼料添加物製造商委託德島大學醫學部調查，證明大蒜浴的確效果顯著，尤其是對發癢特

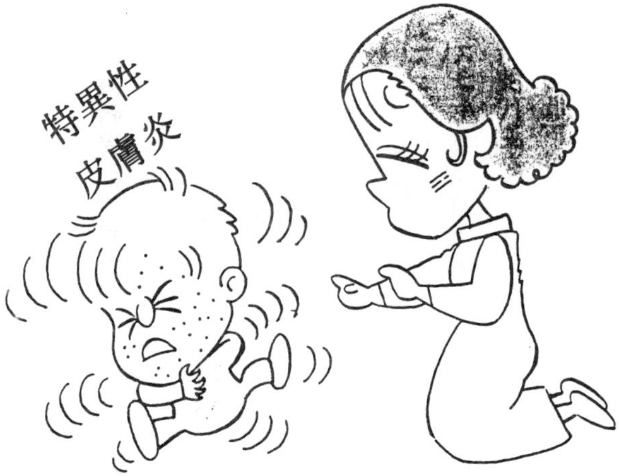

別有效。

特異性皮膚炎的患者最大的煩惱就是發癢，抓得被單上血跡斑斑、無法成眠，非常可憐。

幼兒患者的母親看在眼裡很擔心，對發育旺盛的孩子，飲食限制是否會有不良的影響，或是塗抹副腎皮質類固醇藥物會不會有副作用。

目前，大蒜浴的詳細藥效還在研究當中，不過，大蒜中的蒜素的確能擴張血管，使血液循環順暢，新陳代謝旺盛。皮膚乾燥可能是由於新陳代謝率減退，因此，大蒜可使肌膚狀況良好，改善體調。

佳音不斷使得大蒜沐浴劑的製品非常普及

，一般藥房都可買到。當然要讓全身的毛病完全去除是不太可能的，但是，以大蒜浴配合醫院的治療，非常值得一試。

治療特異性皮膚炎所塗抹的類固醇，其副作用是一大問題，它的藥效甚佳，但後果嚴重，尤其是長期使用。

類固醇種類繁多，有的效果強，有的效果弱，大致可分為五階段。最強一類的效力可高達效力弱的四百倍之多，醫生多會視患者的情況，加入類固醇劑，並指示每日的塗抹次數，應遵守其指示，不可任意使用。

患者拿到藥後，對其名稱、種類、作用及應注意事項、副作用等，都要詳細請教醫生。我雖以漢方治療為主，但一定會寫下詳細說明，務使患者明白。

如果大蒜浴能改善症狀，當然使用較弱的藥就可以了，或減少塗抹次數，醫生也必須斟酌處方才行。

除了大蒜，蕺草或漢方藥也非常有效，自然的物質進入體內，可促進自淨與免疫作用，強化自癒力與抵抗力，而治好疾病。

針對特異性皮膚炎，我採取改善體質與減輕皮膚症狀的漢方藥組合，前者必須持續服用

大蒜浴

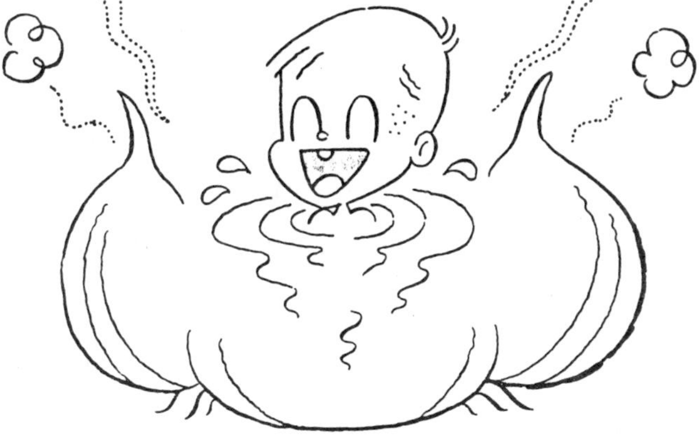

，後者在效果出現時，可減少或免去使用。

漢方藥材的栽培完全不含農藥，全部都是以自然農法培植的純粹天然物。製藥公司人員如此表示：在農藥及化學肥料汚染的土地上所栽培的作物，根本不堪使用。

當飲食和環境遠離自然時，新的疾病陸續增加。

最近出席許多健康雜誌的座談會，我認為，漢方與民間療法可治癒現代病的原因在於——讓生物體接近原本所屬的環境，自然就能治好疾病。

接著，為各位介紹大蒜浴的做法。市售的大蒜沐浴劑沒有難聞的氣味，使用不花工夫，當然，廚房的生蒜更便宜，也很方便。

大蒜的氣味不會留在身體上，也可以用來洗頭。

其所含的蒜素成分可以溫熱身體，泡大蒜澡更可以提高保溫效果。不只能使皮膚的狀態好轉，對寒冷症、腰痛、痔瘡都能治癒。同時，蒜素具催眠作用，泡完大蒜澡，身體溫暖，很容易入睡。

・大蒜澡的作法

將去皮的大蒜數片，以水煮開後再丟入浴缸中，為了不傷害其纖維，可以利用棉布或紗布做的小袋子，或絲襪包住大蒜，使其浮在水面上。

洗澡時，以手揉捏柔軟的大蒜，也非常有效，而且可以重複多次使用。

方法很簡單，如果在意其氣味，可以把橘子皮、柚子皮或市售的沐浴劑放在一起使用，就可產生香味，效果很好。

此外，事先將大蒜加熱後再放入洗澡水中，可以緩和刺激及臭味，方法是煮五、六分鐘或用布捲包住，使氣味不至逸散，再放入微波爐加熱一分鐘，或者丟入沸騰的水中五分鐘左右。

大蒜浴

●大蒜剝皮數片，裝入棉布或紗布做成的小袋子裡，或放入絲襪、褲襪中，丟入水中，將水加熱煮沸。

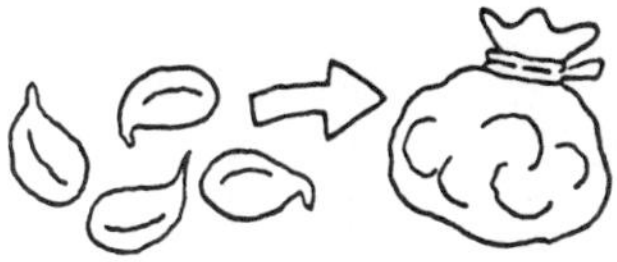

●將大蒜加熱，煮沸以後，能滅輕臭味，緩和刺激。

●洗澡時用手搓碎柔軟的大蒜，更有效果。

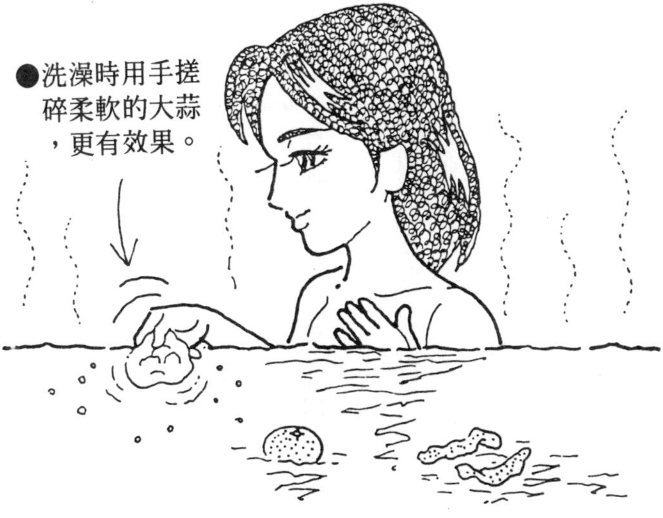

○橘皮、柚皮或市售沐浴劑一併放入，更能增添香味，效果極好。

如果皮膚會感覺刺痛，就要減少大蒜的分量。此外，嬰兒洗大蒜澡，濃度要稀釋至三分之一，依照家庭成員的需求，選擇適合個人的方法。

香港腳——

香港腳一樣會發癢，很難治好，而且令人不快。目前並沒有特效藥可治療，因此，嚐試過各種藥物後，放棄的大有人在。

由於黴菌——白癬菌寄生於腳部所引起的，黴菌性喜濕氣，裹在鞋內、汗水淋漓的腳，顯然是其孳生的溫床。

我國濕氣較重，在潮濕的夏季穿涼鞋或木屐，就是為了預防香港腳。要完全杜絕它，最好的方法是光著腳度過夏天，但這對上班族而言是不可能的事。

香港腳很容易傳染給家人，必須特別注意，每日換洗襪子，回家後就要將腳趾間清洗乾淨，儘可能保持乾燥，拖鞋、鞋襪不可共用，還有一種狀似手套的五指襪，對預防香港腳也很好，可在超市購買。

事實上，大蒜對付這種麻煩的香港腳非常有效，蒜素有強力抗菌作用，其精油成分以〇・

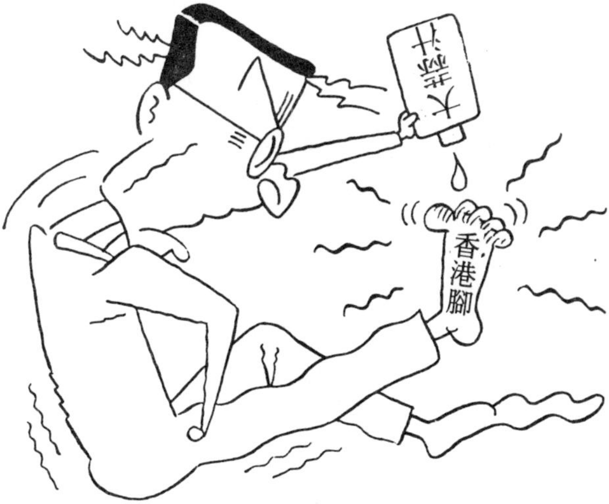

五%的比例溶解於水中，五分鐘內就可殺死傷寒菌。稀釋十二萬倍，也足以殺死霍亂菌或傷寒菌。

在三%的生蒜溶解液中，細菌無法繁殖，塗抹蒜汁就能治療香港腳。

香港腳分為粘濕型與乾燥型兩種，特徵是格外的癢。不論是那一種，塗抹蒜汁都非常有效，如果能併用大蒜浴，就更能抑止發癢的症狀。

但是，若將蒜汁直接塗抹於患部，一些皮膚較敏感的人就要注意刺激性的問題，所以，事先在皮膚柔軟的部分或手腕內側試試，二、三分鐘後仔細觀察皮膚的狀態，如果發紅或感覺疼痛，最好控制使用。

•蒜汁的塗抹方式

將大蒜搓碎立刻塗抹於患部，或用棉花棒沾汁塗抹也可以，另外，留下蒜屑、直接塗抹於紗布上，再以油紙蓋住、膠帶固定也行。四、五分鐘後患部感覺溫熱，持續一小時後再以水或溫水沖洗。

大蒜汁

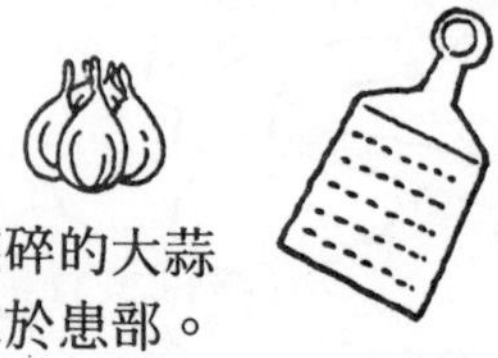

將擦碎的大蒜塗抹於患部。

以棉花棒沾蒜汁塗抹也可以。

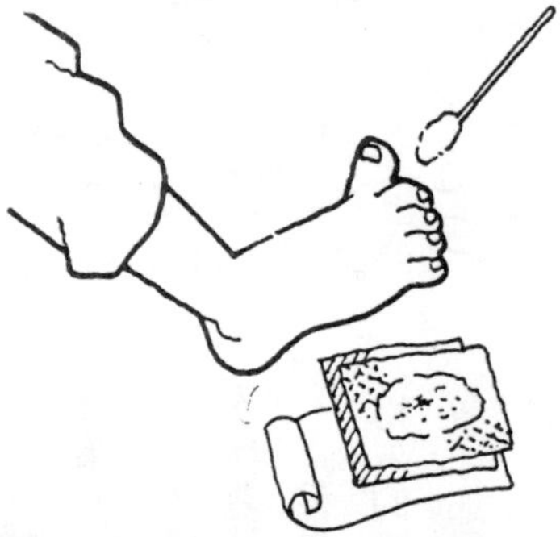

將蒜泥鋪在紗布上，以油紙蓋住，用膠帶固定即可。

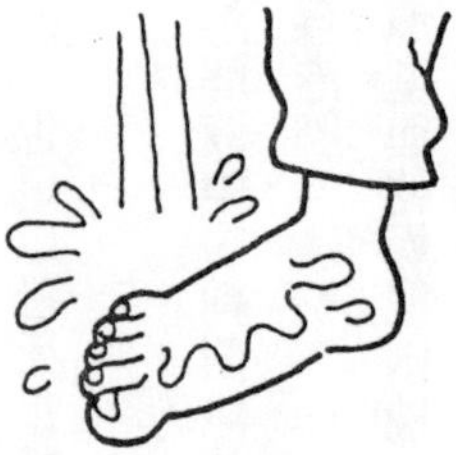

一段時間後以水或溫水沖洗掉。

由於其殺菌力強，要避免大量或長時期塗抹，只要感到刺痛，不論時間長短，一定要立刻沖洗掉，隔一天，再以等量或二倍的水稀釋大蒜，再試一次。

有時覺得已經治好了，但到夏天又會出現，所以要耐心的持續治療。

痔瘡——

痔瘡和香港腳同樣令人煩惱，可分為裂痔的裂肛、痔核以及臀部會流膿的痔瘻三種。程度有差異，但都會疼痛出血。

痔瘡患者的鐵則是不可便秘；保持肛門的清潔，也是預防痔瘡的必要條件。

平日就應常食用大蒜，具整腸作用，也可兼作外用，內外夾攻就可擊退疾病。

大蒜能促進血液循環，去除肛門周圍的淤血，藉著殺菌作用可保持患部的清潔，但不論用何種方法，前提都是要用溫水充分洗淨患部、保持清潔再進行。

‧去除痔痛的大蒜灸做法

大蒜的蒜素、麥角粘蛋白等成分，能殺菌，促進血液循環，藉著溫熱患部，緩和疼痛，改善痔瘡症狀，這是自昔日就進行的治療痔瘡的大蒜灸。

要準備一片大蒜，一個直徑五公分的平坦小石頭，充分洗淨。另備一塊紗布。

①一片去皮大蒜縱切成三塊。

②小石頭烤過，將①的大蒜鋪於其上。

③當大蒜發出滋滋的聲音時，用紗布包起來。

④蒜汁滲透到紗布上，注意不可過熱，然後將紗布貼於患部，在石頭冷卻之前一直貼著，疼痛強烈時，一天重複進行四、五次。

如果覺得這方法太厤類，可嘗試以微波爐進行快速灸治法。將去除薄皮的一片大蒜，以布捲包住放入微波爐裡，加熱三十秒鐘，可依大蒜的大小酌量增減加熱時間，短時間內就會非常熱，然後再拿掉布捲，以保持肛門溫熱的溫度貼於患部，肛門對溫度非常敏感，要注意別燙傷了。一直夾住約一小時左右。

・以塗抹方式治療痔瘡

以前在藥物獲得困難的時代，人們將生蒜直接塗抹於肛門，當做塞劑使用，雖然有些粗

去除痔痛的大蒜灸

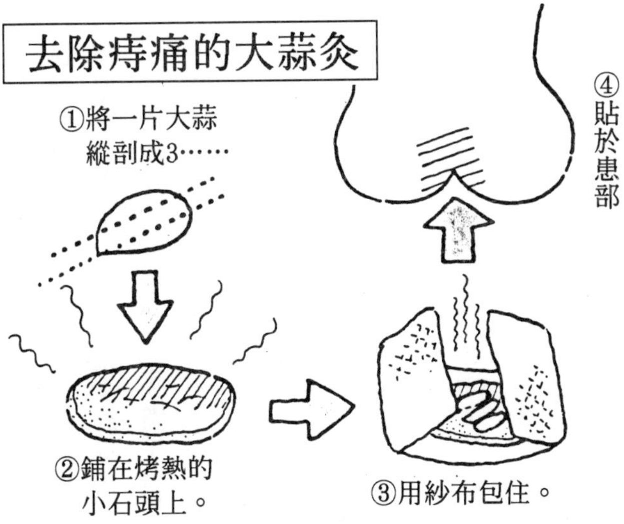
①將一片大蒜
縱剖成3……
②鋪在烤熱的
小石頭上。
③用紗布包住。
④貼於患部

以塗抹方式治療痔瘡

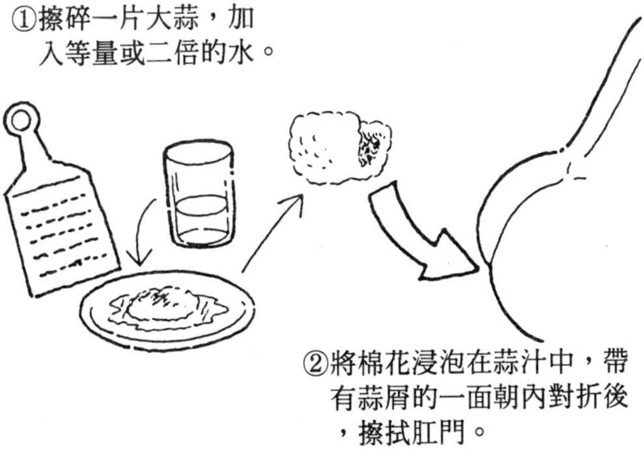
①擦碎一片大蒜，加
入等量或二倍的水。
②將棉花浸泡在蒜汁中，帶
有蒜屑的一面朝內對折後
，擦拭肛門。

魯，但在必須緊急處理的情況下，具有應急的價值。

排便有出血、疼痛的症狀時，將蒜汁塗抹於患部也很有效。

需準備大蒜一片、擦板、水少許以及棉花。

①以擦板擦碎一片大蒜，倒入盤中待用。

②加入與蒜屑等量或二倍的水，水量可斟酌加減。

③棉花浸泡於蒜汁中，沾著蒜屑的一面朝內側對折，然後擦拭肛門。

刺激較強時，要再加點水使用，如果出現裂痔的情況，最好採用大蒜灸的方式。

其他的方法更花費時間，大蒜浴對痔瘡的治療也很好，值得一試。

美容——

大蒜浴對特異性皮膚炎非常有效，大蒜本身也有美肌的作用。

化妝品添加物的問題日益嚴重，化妝品公司漸採取自然的趨勢，因此，可以嘗試含大蒜成分、非人工添加物的化妝品，營造美麗的肌膚。

大蒜可促進血液循環，加速新陳代謝，使肌膚光澤平滑，恢復年輕彈力的效果。

但若直接塗抹於肌膚，刺激太強，反而會造成肌膚的負擔，最好先以酒、植物油或蜂蜜浸泡後再使用，或混合小麥粉以敷面的方式利用。

雖然有些氣味，但在晚上睡前使用應該沒有問題，不論採那一種方式，都必須先在手臂柔軟的部位測試一下（先塗抹兩、三分鐘觀察狀況），然後使用。

・大蒜敷面劑的作法

每次只做一回的分量，要準備大蒜一片，小麥粉五十公克，水適量、擦板。

①慢慢將水倒入小麥粉中，攪拌成適合敷面的粘稠狀。

②再加入擦碎的生蒜或擠汁充分調拌，頭一次製作儘量降低濃度，減少刺激，習慣以後，再依自己的肌膚調整濃度。（因人而異，有的人並不適用）

③避開髮際，均勻塗抹於整個臉上，十～十五分鐘後，以溫水充分洗淨。

使用小麥粉的敷面劑，必須每次用前才作，但摻蜂蜜的敷面劑則可保存，蜂蜜與大蒜混合的食品可長久保存。加入與蒜屑等量的蜂蜜浸泡，置於陰暗處儲存，時時加以攪拌，半年後顏色呈米黃，臭味也去除淨，就可以使用了，分裝在數個小瓶中，薄薄地塗在臉上，十分鐘之後以溫水沖洗即可。

不要摻水，大蒜本身即具殺菌力，只要蓋緊蓋子，放入冰箱中，就不會腐爛。

大蒜有益健康，主要因它極具藥效，而且美味，可以生吃，也可以當作調味料，非常方便。在盛產大蒜的夏季，可以多買一些製作醬油泡大蒜或醋漬大蒜。

・大蒜化妝水的做法

建議肌膚乾燥的人採用大蒜化妝水。

材料為——大蒜六十～七十公克（二球），藥用橄欖油二五〇CC（藥局可買到），蜂蜜二小匙，廣口瓶、擦板。

①大蒜去皮擦碎、放入廣口瓶中。

②在①中加入二五〇CC的橄欖油以及二小匙蜂蜜，充分調拌。

③將蓋子蓋緊放在陰暗處保存三個月，去除臭味，刺激較弱後即可使用。

④由於大蒜的殘渣會沈澱，將浮游其上的清澄液體移入其他瓶中。

⑤殘渣以紗布過濾再移到其他瓶中，瓶底的渣滓則不要擠，直接移開。

大蒜敷面

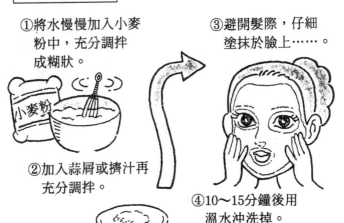

①將水慢慢加入小麥粉中，充分調拌成糊狀。

②加入蒜屑或擠汁再充分調拌。

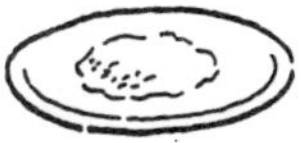

③避開髮際，仔細塗抹於臉上……。

④10～15分鐘後用溫水沖洗掉。

大蒜化妝水

①將去除大蒜的薄皮擦碎，放入廣口瓶中（60～70公克）。

②加入250CC的橄欖油以及2小匙蜂蜜，充分攪拌。

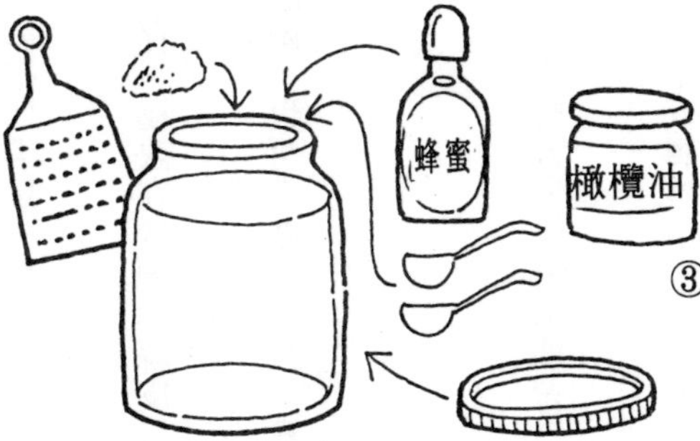

③蓋上蓋子，放在陰暗處保存三個月左右。

最初取出的清澄液體當作化妝水使用於臉部，過濾的液體則用以塗抹手足，最後的殘渣可當敷面劑，十分鐘後再以溫水沖洗。

大蒜化妝水也可當作料理油使用，因其不含水，可以長時間保存，秘訣在於剝掉蒜皮以後只能用布擦拭，不得以水清洗。

七、八月盛產時大量購買，每年製作，不僅可做化妝水、敷面劑，也可當做調味料，真可說是一石三鳥。

驅蟲——

大蒜還有許多意外效果。在家中走廊下掛著大蒜，可以驅魔，有些地方仍保留這種習俗。另外，它還可以驅蟲。

夏天，米缸中常會出現一種叫穀象蟲的米蟲，將整顆大蒜包在紗布或褲襪中，放入米缸，就可將之驅除。

大蒜具驅蟲效果，是由農林水產省農業生物資料研究所的實驗結果得知。

植物的葉或花所散發的物質，含有妨害或促進昆蟲成長的成分。同一研究所以蠶為對象

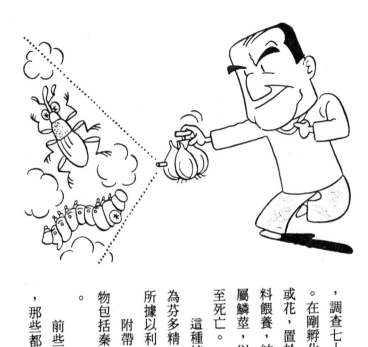

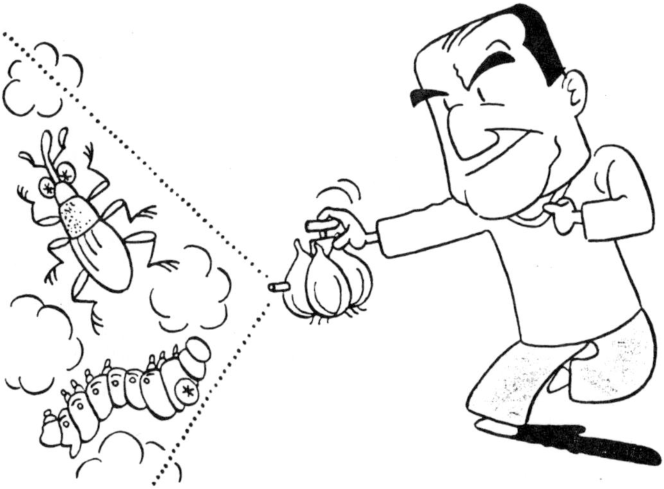

，調查七十種植物（蔬菜、樹木）對蟲的影響。在剛孵化的蠶周圍放置十公克左右的植物葉或花，置於密閉容器內，給予五日份的人工飼料餵養，結果，發現放入蒜、洋葱、火葱的葱屬鱗莖，以及南天竹花的蠶，都無法成長，甚至死亡。

這種植物散發在空氣中的揮發性物質，稱為芬多精，可隔離昆蟲或微生物的成長，研究所據以利用，研究驅蟲的方法。

附帶一提，使蠶食慾旺盛，成長良好的植物包括秦椒、松、銀杏、香蕉、蒟蒻等十五種。

前些日子，看到一些罐頭堆積如山的照片，那些都是食品添加物過多，不許進口的物品，擱置了許多年，內容物卻並未腐爛，令人驚心。

因此，如果好幾個月都未出現米蟲的米，恐怕也會令人不舒服吧！

但是，只要知道大蒜可以驅蟲，就可以安心食用了。

第四章

去除臭味的秘傳與保存法

◇平安貴族難以忍受的大蒜臭

不論是中國、朝鮮、歐洲及世界各國，自古以來都常使用大蒜。在中國習慣利用整個大蒜，而歐美則多製成蒜粉。

大蒜在歐洲的學名意味著「臭氣」，而在中國古時則稱之為「葫」，漢朝張騫通西域（胡）後，帶回小黃瓜與大蒜，便以胡代表西域之意，胡人體味較重，有狐臭，也許和大蒜的氣味有關。

日本文獻『古事記』中也介紹了大蒜。古時候，據說大蒜的臭味具有靈力，平安時代則曾將其氣味當作揶揄的對象。

『源氏物語』之「帚木卷」中，在一個雨夜裡，主角光源先生的朋友們正在對女性品頭論足時，大蒜登場了。左馬頭藤式部丞去拜訪一位已婚的婦人，結果卻不得其門而入，原因是——感冒嚴重，吃了大蒜後氣味濃烈，不便見客，要他到臭味消散後再來。由此可知大蒜的威力。

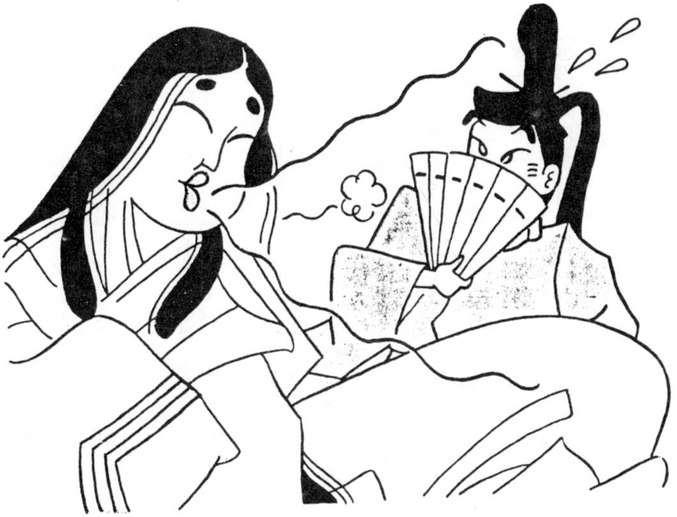

朋友聽了便說：「要我和那麼臭的女人在一處，不如叫我去見鬼吧！」大蒜臭味的確深受嫌惡。

再美麗的女人，身上如果有蒜臭味，百年戀情也會刹時冷卻。

有些人雖然知道大蒜對身體非常有益，但由於它的氣味強烈，因而敬而遠之。要使大家不在意臭味的最好方法，就是每個人都吃，那便無可挑剔了。

然而，這個辦法不是人人都能接受，尤其是現在的年輕人流行早上洗頭，使用口氣清香劑，噴灑男性古龍水，午餐後刷牙也是常識。這些現象逐年昇華，已有神經質的傾向，甚至演變成骯髒恐懼症、口臭恐懼症。

市面上已有無臭的大蒜錠劑及無臭的蒜屑製品，可讓年輕人無憂無慮、安心的開口說話，這些便利的商品將在次章為各位介紹。

◇無臭的大蒜品種登場

大蒜極具藥效，是否能讓它無臭的研究一直在進行著，通常都是將其製成無臭的產品，但是，無臭的大蒜品種現在已經研發成功了。

根據農林水產省的調查，一九九〇年日本全國大蒜的年獲量為三萬五仟三佰八十一公噸，十年來的需要量一直維持穩定的狀態。主要的產地在青森縣及香川縣，一九八八年，青森縣產量佔第一位，為一七一〇〇噸，第二位香川縣三四一〇噸，第三位岩手縣為一五三〇噸。附帶一提，一九九一年進口了三九四五噸，幾乎都來自於中國。

需要量的大增，使得無臭品種的研發益顯急迫，現在來看看這一年間報紙上的報導。

富山縣高岡市的村井吉雄，二十年前到墨西哥商務考察時，發現當地的料理使用大量的大蒜，但臭味卻不甚強烈，深感好奇，便將品種帶回栽培，並與日本原產品種交配成功。

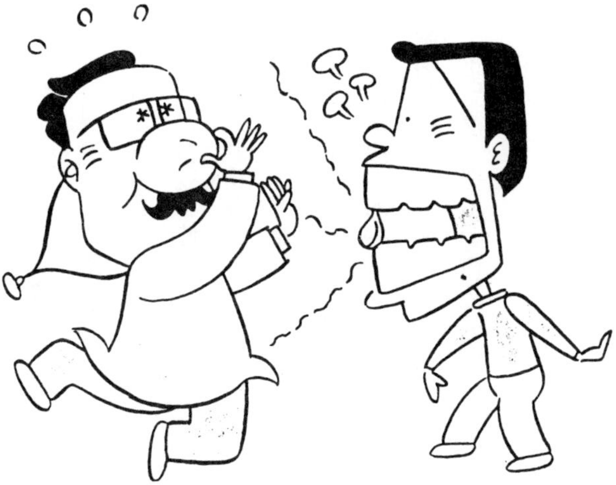

此種球根，一球可繁殖十二～十八個球根，如果普通的品種，一株可產生四～六片，而它可增大四～八倍左右。

與本土品種的成分相比較，蛋白質、醣類及鍺的量都較多，尤其鍺的成份高達五倍，但鈣質則較少。村井將其製成粉末、顆粒和膠囊等健康食品。

此外，號稱日本產量第一的青森縣，則由天間林村農協與東京商社共同開發，研究出吃後無臭的變異品種。

山口縣豐北町農協也栽培無臭大蒜，致力於品種改良，進行山口巨蒜的特產化，大小為普通大蒜的五、六倍大，沒有臭味，並由縣外的廠商加工製成錠製等商品，預定在豐北町製做醋漬大蒜、酒糟漬大蒜等加工品。

喜歡大蒜的人也許會說沒有氣味就不像大蒜了，因此，東京都的境功太郎研發出一種無臭蒜，吃得後氣味不那麼強烈，但滋味不變。

將普通的大蒜揉捏後，或浸泡在由米糠所抽出的特別成分份水溶液中，就可去除食後臭源的硫化化合物，吃過後三十分鐘，令人不快的臭味就會消失，卻可留下大蒜本身的香味，風味不變是其優點。

開發的緣由，是在三十年前因感冒到醫院求診，一開口醫生就說好臭。因此，接下來的二十年，以大學所學的土壤學，利用磺酸的脫臭力而研究成功。

看起來似乎與一般的品種沒有兩樣，但吃過後不必擔心口臭問題，並且在一九八六年東京發明展中得到「發明獎」。

此品種引起美國食品公司的注意，在全美推出時，尤其深受女性的好評，一九八八年反輸入回日本。

◇購買大蒜的秘訣

國內所產大蒜的收穫時期依地區的不同而有差別，春天到七月，出爐前有段乾燥期間，盛產期通常在七、八月。這時的大蒜新鮮且便宜，買回來用醬油或醋醃漬，可保存一年之久。

大蒜種類約略可分為白皮種，以及略帶紫色的粉紅種。國內栽培、店頭陳列的多為白皮種。

根據業者評定的「特上級」，必須皮色白淨，一球直徑為七公分以上，鱗片有六片，每片大小整齊，鱗片中心莖非常堅固。

購買大蒜時，要注意：

①選擇皮色較白者。

②形狀圓潤。

③有重量感，皮有彈力、較硬。

④球的尾端稍微凹陷。

用手觸摸覺得軟趴趴的，外皮變為茶色、乾燥，則是老舊的大蒜，避免購買。

此外，剝皮時每片都有膨脹感、潤澤感，才是上品。

◇輕鬆栽培的家製大蒜

儘可能使用新鮮的大蒜，藥用效果較高。而且，栽培時的土壤條件，對其有效成分很有影響。各大蒜療法研究人士的實驗結果，也就因此參差不齊。

自行栽培大蒜是一種樂趣，無需如此嚴格的考量條件，簡易栽培法如下：

通常九月、十月種植，翌年六月就可收穫。將花盆置於陽光曬得到的地方，表土乾燥以後就要澆水，無需多加照顧，當地面上的葉長大時，表示根、莖也長得很好。

・栽培方法

準備大蒜二球，花盆，紅玉土、真砂土各三及腐葉土一混合成的配合土十公升，石灰二十公克，化學合成肥料二十公克。

①配合土、石灰、化學合成肥料放入花盆中。

②將蒜球的鱗片剝下作種，不可過於粗魯拉扯，以免傷害到根。

③在三~四公分的深度，尖端朝上，每隔十公分種植。

④如果出現兩根新芽，長至十公分的長度時，需將較貧弱的一株從根部拔除，只留下一根新芽，以免養分分散。

栽培的方法

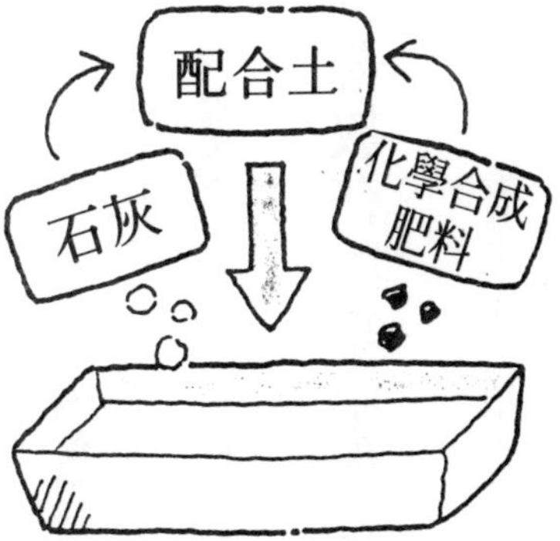

●放入花盆中

●從蒜球中剝下鱗片作種（不可傷害到根）。

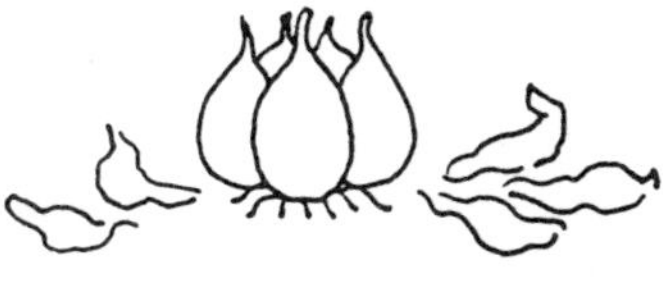

●在3～4公分的深處，尖端朝上，以10公分的間隔種植。

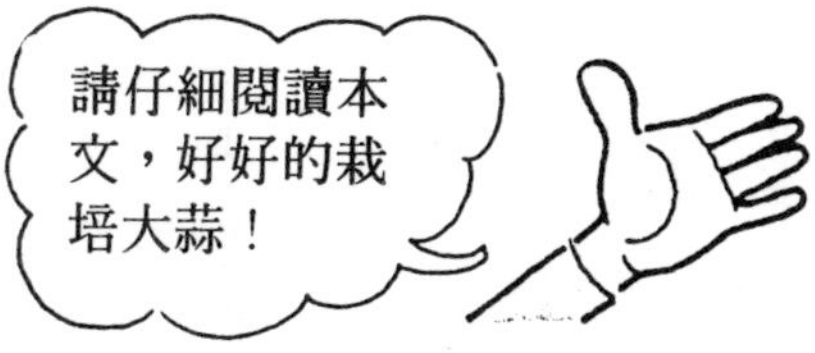

⑤寒冷時期要追加施肥一～二次。
⑥五月時會長出莖來，為使根莖粗實，尖端要及早摘除。
⑦六月時下葉有二、三片枯萎，表示已到收穫期，勿傷及根莖，挖開後抖落土，整束吊在通風的地方風乾，一個鱗片就能收獲一球。

◇生蒜放在冰箱中保存

大蒜健康法最基本的一項，就是養成每天吃二～三片的習慣，即能有很高的效果。最大的好處是吃法富於變化，可以生吃、醃漬保存食、烤、煮、加熱來吃，或當作料理的香料，方法非常的多。

如果決定每日都要吃大蒜，基本上最好採用固定的服用方式，每日持續下去，其餘的時間則可視當天的心情，配合一些特製的菜單，嚐試大蒜新製品，快樂地持續健康法。

養成每日服用大蒜的習慣並不難，去除臭味的方法也不少。其中之一，便是利用市售無臭錠劑或膠囊，然而，其缺點就是感覺好像在服用藥物，雖然方便，卻喪失了樂趣。

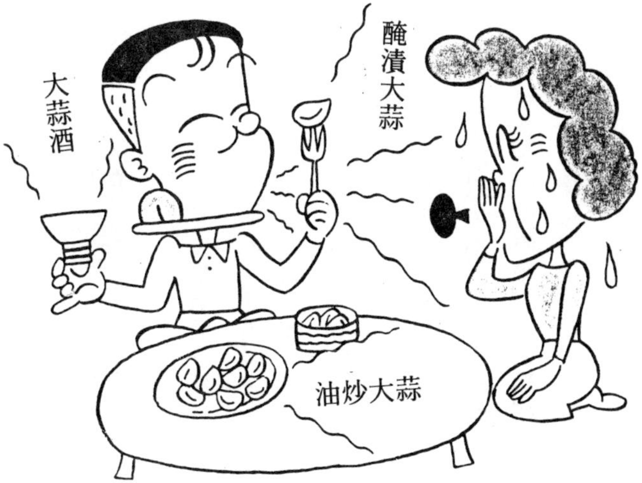

價格便宜又能享受大蒜的美味的方式，就是自製醃大蒜以及大蒜酒。作法非常簡單，稍後將為各位介紹。長時間的醃漬，也可去除大蒜的臭味。此外，還可以自己製成膠囊，較花工夫。

自製的醃漬大蒜，也可使用在料理中，炒菜時放些蒜屑或生蒜，因此，是廚房必備的物材。

但是，大蒜在常溫下擱置容易發芽，養分流失，變得乾癟，無法產生藥效，所以，大量購買時，最好用醬油、醋或味噌醃漬保存。如果想趁新鮮時使用，則天氣寒冷時放置於室內，應該沒什麼問題；但天熱時，最好用布捲包住，以免喪失水分，冷藏於冰箱中保存。料理所需的用量不大，商店都有得賣，可以少量購買。

◇一天的適量為二、三片

生吃是最能發揮藥效的方法，但是臭味強，刺激也強，要實行較為困難。

將它醃漬或過火煮熟來吃，藥效幾乎沒有改變。大蒜的主要成分蒜素，是經由蒜酶轉化的酵素，可發揮強大的藥效，即使加熱會破壞蒜酶，體內的維他命B_6仍可取代其作用。

因此，如果和魚、肉類同吃，當然不能攝取過量，但也不會像生吃大蒜般對胃腸造成不良的影響。

有些人吃牛排時喜歡鋪上一層蒜泥，當肉類蛋白質與蒜素結合後，可促進肉類本身的消化與吸收，所以，不只可利用蒜泥，也可切成薄片直接烤來吃，同樣美味。

從營養學的觀點來看，肉類和大蒜的適合度極佳，可互相牽引出味道來。因此，人們一直認為「吃得美味對身體健康也有益」。

我一再強調，不可因其極具藥效而攝取過量，每日二、三片的分量，包括使用在料理中

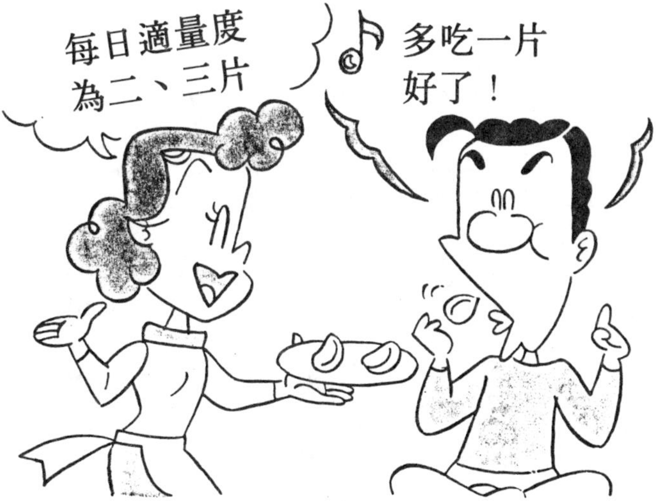

，或是飲用一～二杯蒜酒在內。吃得過多，大蒜的強力抗菌作用就會使身體受損。

當然，經常食用的人，分量多些無妨，較少食用的人，最好從少量開始。

嬰、幼兒每日使用四分之一片即可，如果要泡大蒜澡，濃度也必須酌量增減為普通的三分之一。

大蒜對成人病也很有效果，對中年以後體力走下坡，或體質虛弱的年輕人，非常適合。一般健康正常的小孩，只要在菜餚中加入大蒜，攝取量便足夠了。

◇輕鬆、便宜而又美味的保存術

·醬油泡大蒜

可當作下酒或下飯的小菜，尤其是吃茶泡飯時，是能引出料理美味的萬能選手。作法非常簡單，只要注意在製作時，要用布把水分充分擦乾，便可保存五年之久。每當附近有女孩要出嫁時，我的朋友都會送她們一瓶當作賀禮。

要準備大蒜、醬油及廣口瓶。

①大蒜去除外皮，每片都分開。

②將①的大蒜放入廣口瓶中，倒入醬油至可蓋滿大蒜為止，然後旋緊蓋子，密封。

③應用在料理上，可以馬上取出使用；若要直接食用，最好擱置半年以上，較為美味。

保存時放置在陰暗的地方。

醬油泡大蒜可用來做菜、烤肉或吃生魚片時使用。其唯一的缺點，就是鹽分濃度太高，所以，高血壓或腎臟病的患者不可吃得太多，在醃漬醬油泡大蒜時，混入等量的醋，風味絕佳，而且鹽分可減半。

此外，大蒜放入醬油和醋中煮後，充分冷卻，放在密封罐中保存，可去除澀味，期限也相當長。

・醋漬大蒜

最大的優點是可蓋住臭味，容易食用。和蔬菜、海藻一起煮湯，也很美味，還可以切碎，放入料理中使用。

準備大蒜、醋、鹽、少許砂糖、廣口瓶。儘量選擇天然釀造、高品質的醋，若使用合成醋酸，會使大蒜表皮呈綠色。

①大蒜去皮、每片分開。

②將①的大蒜放入廣口瓶中，加入可蓋住大蒜的醋、鹽及砂糖醃漬，砂糖對鹽的比例為二比一，分量可酌量增減。

一段時間後會變成黃色，與醋漬火蔥非常類似，放置在陰暗的地方，一個月左右就能吃

醬油泡大蒜

①大蒜去皮，將每
一片分開。

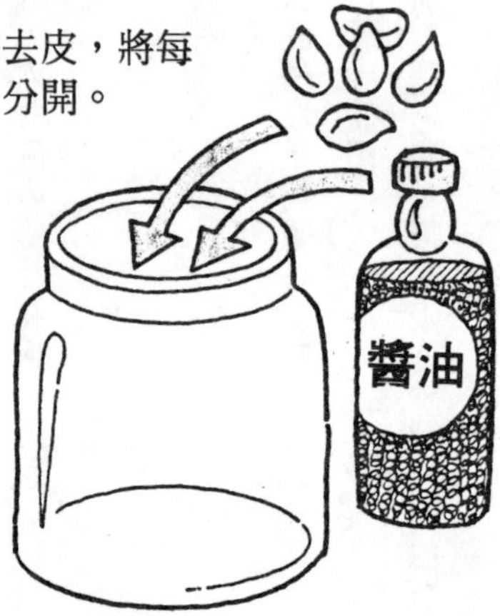

②廣口瓶中倒入醬
油至能蓋過大蒜
為止，蓋上蓋子
密封。
（最好擱在陰暗
處半年以上，吃
起來較美味。）

醋漬大蒜

①將大蒜每片分開，放
入廣口瓶中……

②倒入可蓋滿大蒜的醋
，加入砂糖、鹽（2
比1）一起醃漬

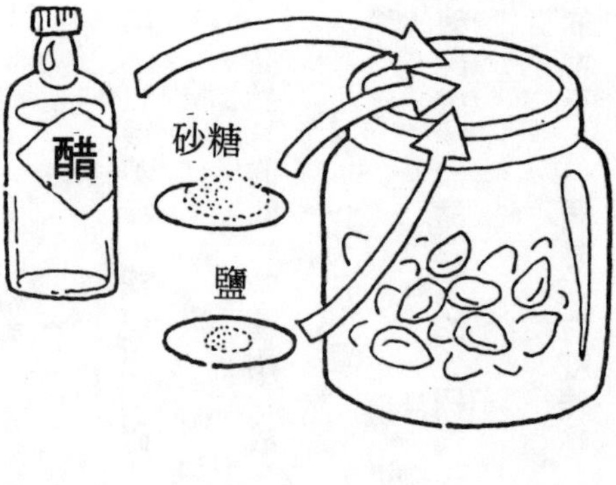

（置於陰暗處
一個月後就能
吃了。）

了，浸泡愈久、味道愈淡，吃起來感覺更好。

依個人喜好，酌量增減砂糖（或蜂蜜）的量，做成醋漬甜蒜也可以。

這時，為了醋和砂糖可以充分溶解，最好先煮過，冷卻後再放入空瓶中醃漬大蒜。砂糖分量為大蒜的三〇～四〇％，若大蒜為五〇〇公克，則要用四杯醋，一・五杯的砂糖。

・蜜漬大蒜

準備大蒜、蜂蜜、廣口瓶。

①大蒜去皮，每片分開，撒上鹽，擱置一天。

②將①的大蒜放入廣口瓶中，倒入可蓋滿大蒜的蜂蜜。

③放置在陰暗的地方，浸泡一～二個月。

浸泡時間愈長、大蒜就愈軟。將之搗碎敷面，效果也不錯。

在中國料理的材料專門店可買到蜜漬大蒜或醋漬大蒜，價格便宜，可試著購買看看。

・大蒜酒

蜜漬大蒜

①將大蒜每片分開，撒上鹽擱置一天。

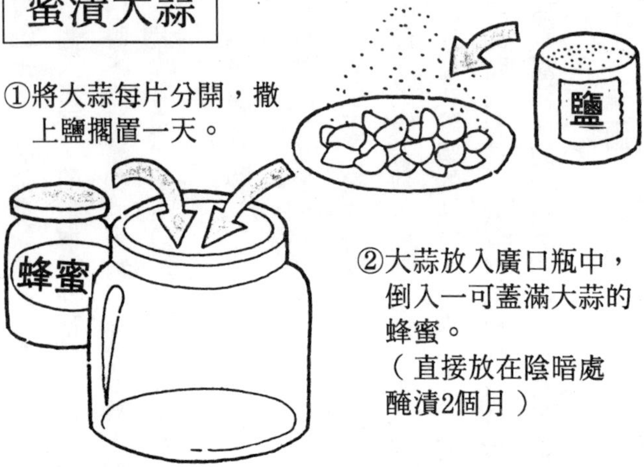

②大蒜放入廣口瓶中，倒入一可蓋滿大蒜的蜂蜜。
（直接放在陰暗處醃漬2個月）

大蒜酒

①將剝皮的大蒜以乾布擦拭，去除水分（份量參照本文）。

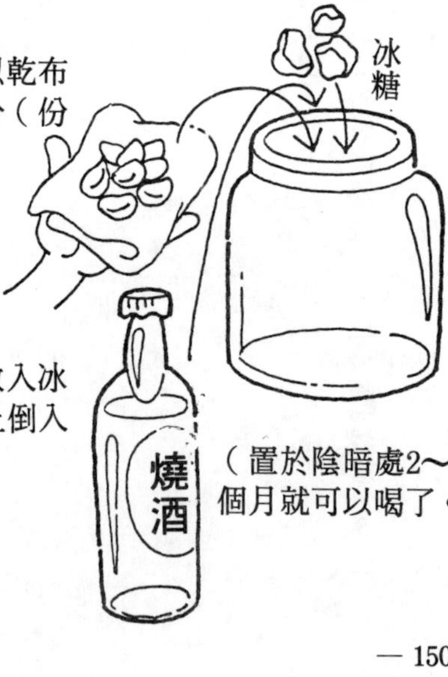

②廣口瓶中交互放入冰糖與大蒜，由上倒入燒酒密封。

（置於陰暗處2～3個月就可以喝了。）

用水浸泡大蒜，有效成分很難溶出；但若以酒浸泡，則只需很短的時間，就可釋出有效成分。在七～八個月的盛產期醃漬較好。秋天過後蒜頭會發芽，做好的蒜酒會發青，雖然無毒，但有些人會很在意。

材料為：大蒜一〇〇～三〇〇公克，二五～三五度的燒酒一・八公升，冰糖二〇〇公克，廣口瓶。可以砂糖或蜂蜜代替冰糖。

①大蒜去皮，以布擦乾去除水分。

②廣口瓶中交互放入冰糖及大蒜，再注入燒酒密封。

③放置在陰暗處二～三個月就能飲用，時間愈長，臭氣愈淡。

睡前喝一小杯，可使失眠症者身體溫熱，容易熟睡。不勝酒力的人，可以水或蘇打水調和喝下，有效成分已完全溶出，所以不能喝得過多。

◇做法簡單的自製大蒜藥

長時間生吃大蒜很傷胃，但若與蛋白質一同攝取就無需擔心了。大蒜與蛋黃混合製成蒜

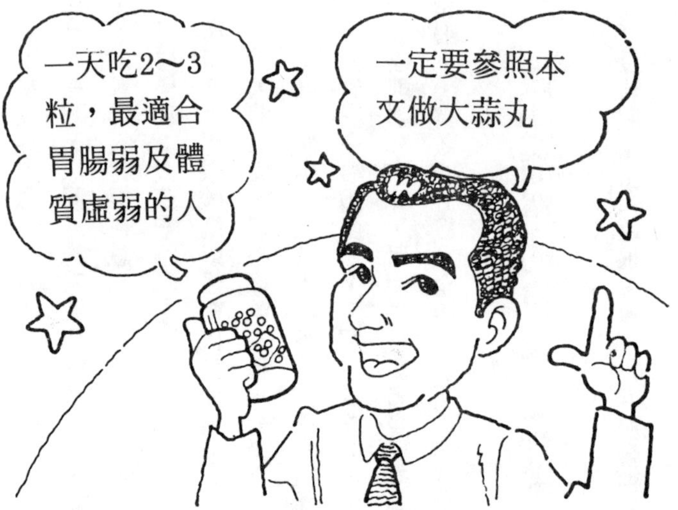
一天吃2～3粒，最適合胃腸弱及體質虛弱的人
一定要參照本文做大蒜丸

丸，適合長期服用，自己製作雖費點時間，但沒有化學添加物，也能使用較好的材料，沒有臭味、攜帶方便，如同藥丸一般，是很便利的方式。

・大蒜丸

材料：大蒜、蛋黃、水、沙拉油、保存容器。每一〇〇公克的大蒜，配蛋黃一個、水一杯。

①大蒜去皮、擦碎後放入鍋中，加水煮沸，關小火慢煮，時時攪拌至呈沙拉醬狀，再關火冷卻。

②冷卻後加入蛋黃，再以小火煮，耐心充分調拌，使其不沾鍋至可捏成藥丸的硬度就關

火。

③先以沙拉油沾手，將②捏成直徑五、六毫米大小的圓形，再入煎鍋中乾炒，去除水氣就完成了。

④瓶中放入乾燥劑，再將大蒜丸置入保存。

擦碎的大蒜加上蛋黃能夠變硬，是因蛋的蛋白質藉著蒜素的作用凝固所致。

以這種形態，比半熟的蛋更容易消化吸收，非常適合胃腸較弱或體質虛弱的人，配合體調每日服用二、三顆，但不適合長期保存。

如要大量製作，以果汁機代替擦板也是很好的方法。

◇去除臭味的秘傳公開

到嗜用大蒜的韓國去旅行，一下飛機就感覺好像聞到大蒜和辣椒的氣味，剛開始實在不太習慣，旅行時間一久，舌頭對大蒜竟然也沒什麼感覺了。

想自己製成與當地同樣美味的料理，若不控制大蒜的使用量，有時會過量，無法入口。

嗅覺、味覺都是會養成習慣的，常吃的人大概沒有關係，不常吃的人還是會相當在意其氣味。

一提起大蒜，馬上會令人聯想起它的臭味，兩者是焦不離孟的關係。因此，許多研究者想盡辦法研發無臭的大蒜。現在，無臭的錠劑，甚至連無臭的大蒜品種都已開發、銷售。

以下為各位探討吃大蒜時，該怎麼做才能消除臭味。

由於蒜酶的分解作用轉化成蒜素，所以，大蒜切開或擦碎後，接觸到空氣的面積愈廣，氣味就愈強，尤其是擦碎時。

大蒜臭味不但會殘留口中，多量攝取者，皮膚本身也會散發出蒜味；也就是說，泡大蒜澡的外用方式，其有效成分也能為皮膚所吸收。

雖然，臭味的原凶——蒜酶，一受熱就會被破壞，然而，吃後卻能使體內的維他命B_6發揮與蒜酶同樣的作用，使蒜胺酸轉化為蒜素，產生藥效。

所以，只要不傷及大蒜的組織，整顆加熱食用是最能避免氣味的方法。

・連皮的整粒大蒜高溫加熱

以往，把整粒大蒜連皮帶肉埋在灶灰中，燜熟來吃，令人不得不佩服先民的智慧。不僅

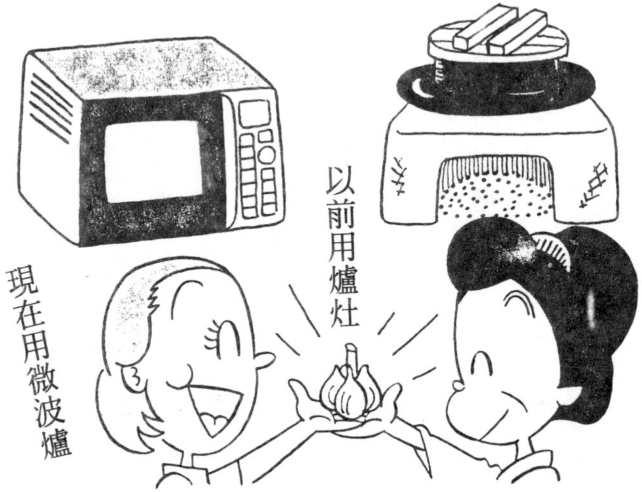

美味，而且具消臭的效果。現在，雖沒有以前古老的設備，但微波爐的效果也很相近，可瞬間達到高溫，破壞酵素。

利用微波爐時，要先去除大蒜的外皮，留下帶有鱗片的薄片，以布捲包住，短時間內加熱。

此外，整顆大蒜炸來吃，香氣四溢，也很美味。

・大蒜泡酒一點也不會產生味道

長時間浸漬大蒜，就可消除臭味。醋漬大蒜的銷售成績一路長紅。

・吃後喝牛乳

大蒜與蛋白質同吃，可促進營養吸收，不損腸胃，和蛋白質結合後，可減少氣味。而且，可消除肉類的腥味，有助消化，兩者是非常搭調的組合。

吃完大蒜，喝杯牛奶，因牛奶蛋白質具消臭效果。基於同理，蛋、大豆、魚、味噌與大蒜同吃，也可消臭。在味噌湯中放入大蒜薄片，是聰明的吃法。

·芹菜可消除大蒜的臭味

歐洲人認為芹菜也有除臭的功效。吃生魚片時，沾芥末不單是嗜好，也兼具殺菌作用。吃西餐時，則必須配上芹菜或水芹等香味蔬菜。葉綠素具強力消臭作用，青蔥青綠的部份及青紫蘇也有同樣的效果。

·泡澡為最後的完成手續

每日適量服完，晚餐後刷牙，泡澡，更換衣物，是萬全的防臭方法。

最近，市面上有許多的口臭去除劑、口香糖等，而且還有專門除蒜臭的口香糖，吃完大蒜料理後可以利用。

將上述除臭要點牢記在心，即使第二天是重要的日子，也可放心食用醋漬大蒜或無臭錠劑，毫無臭味的顧慮。在民族料理逐漸流行的今日，適合年輕人的大蒜料理專門店也到處林立，和戀人約會的最好方式……建議各位一起吃美味的大蒜料理吧！

第五章

大蒜料理

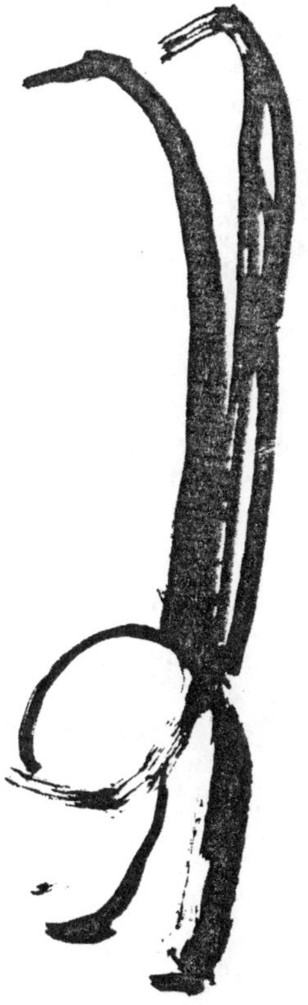

簡便味美的大蒜料理

自往昔以來，大蒜一直是評價極高的健康食品，愛用者不斷增加，而最近到處林立的大蒜料理專門店，也成為生活話題。

專門店中所做的大蒜料理，炸大蒜，或包春捲、餃子以及大蒜果子露等，也應用在世界各地的料理中。不可或缺的。年輕女性也常利用。

美食風潮形成後，大蒜調味料非常受歡迎，整顆大蒜或削成薄片，是最近盛行的健康食品。

而在一般家庭中的肉類料理，先爆香蒜屑再炒肉是普通常識。烤肉時也少不了大蒜，吃煎魚排時可以蒜屑為藥味，或加上蔥花、青紫蘇、薑屑等。

以下為各位介紹一些美味的大蒜料理。

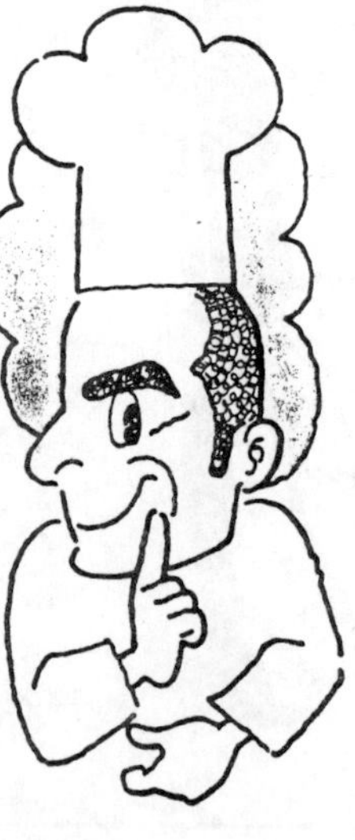

◎大蒜湯

湯是西式料理的基本菜色，可以一次做很多，每天加熱，持續一週到十天左右。

加入馬鈴薯、洋蔥、胡蘿蔔等蔬菜，用鹽、胡椒調味，可做晚餐的菜式。

＜材料＞

雞骨（雞架子）一個、大蒜五片、洋蔥與胡蘿蔔等蔬菜屑、芹菜梗

＜作法＞

①雞架子略切，拍打後放入滾水中略燙，撈起。

②大鍋中放入水、雞架子、切成四份的大蒜、蔬菜屑，用火煮滾之後，關小火，去除澀液，續煮一小時至濃稠為止。

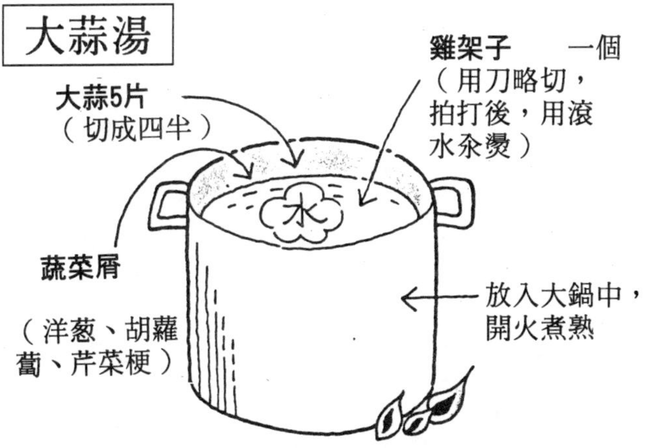

（煮滾後改小火，去除澀液，繼續煮一個小時，直到粘稠為止。）

◎大蒜炒飯

〈材料四人份〉

冷飯六碗、大蒜五、六片、醬油一～二大匙、沙拉油四～五大匙、鹽、胡椒

〈作法〉

①大蒜去皮，切碎。

②將①放入熱透的鍋中拌炒，全部都沾到油後關小火炒，不要炒焦，然後盛盤。

③在②的鍋中倒入二～三匙的沙拉油，拌炒冷飯。

④用鹽、胡椒調味，沿著鍋邊倒入醬油，最後放入②的大蒜充分炒拌。可依個人喜好加入洋蔥或青蔥。

大蒜炒飯

①仔細炒拌蒜屑盛盤（份量參照本文）。

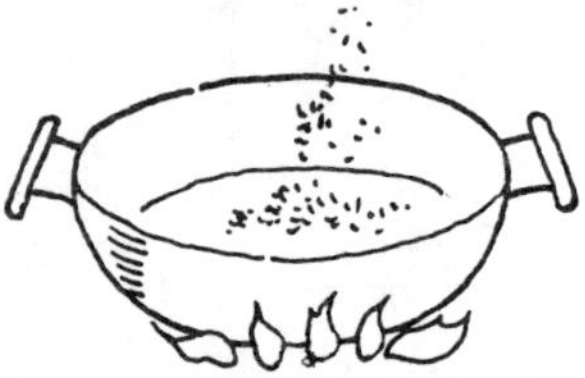

②鍋中倒入2、3匙沙拉油，充分炒拌冷飯。

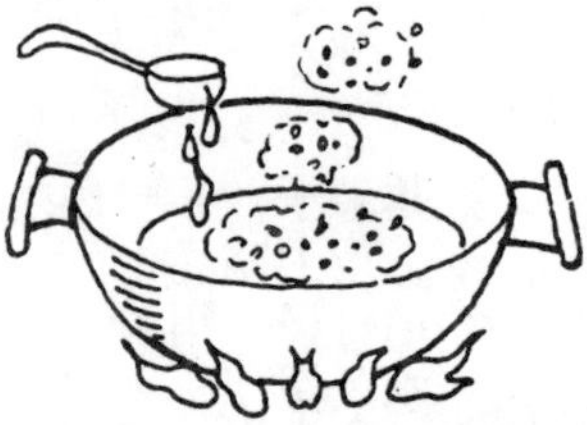

③撒上鹽、胡椒調味、淋上醬油，再倒入大蒜整體炒拌。

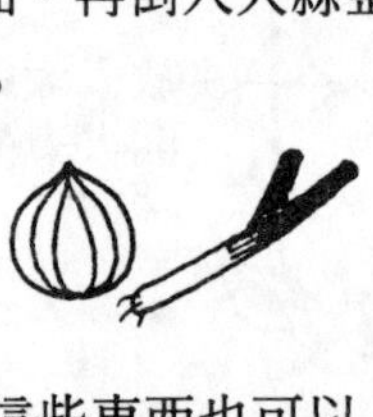

放入這些東西也可以！

◎大蒜意大利麵

先把水煮滾，炒完大蒜的同時，也將麵煮好，時間掌握恰到好處，食物吃起來才美味，這是秘訣。

＜材料四人份＞

義大利麵四〇〇公克、大蒜三片、紅辣椒一根、鹽、胡椒、橄欖油二大匙（沙拉油也可，但橄欖油較香）。

＜作法＞

①大蒜切碎，紅辣椒去子切絲。

②油入鍋中加熱，放入紅辣椒迅速拌炒，取出。大蒜炒至黃褐色為止，不要炒焦。

③適量的滾水中放入少許鹽煮義大利麵。

④在②的鍋中放入③充分炒拌，再用鹽、胡椒調味，撒上紅辣椒。

大蒜義大利麵

切碎

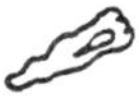
去子切絲

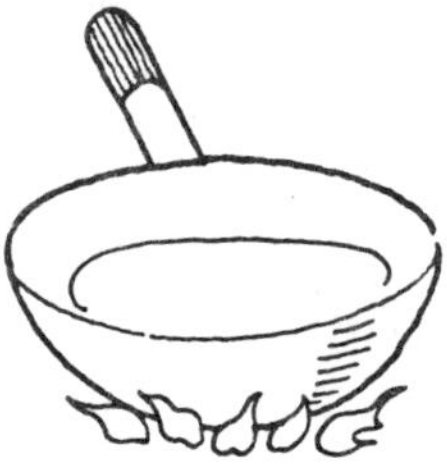

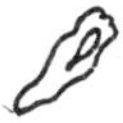
油加熱後放入　，迅速 快炒取出。

慢炒至呈黃褐色為止

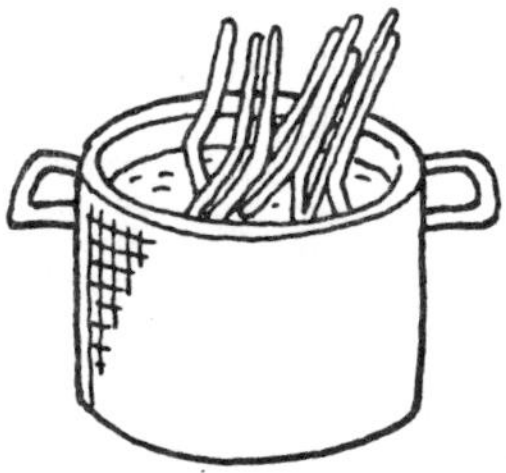
滾水中放入少量的鹽，煮義大利麵，與蒜一起炒，撒上鹽、胡椒調味，再撒上紅辣椒。

◎蒜味秋刀魚

〈材料四人份〉

秋刀魚三條、大蒜一～二片、太白粉、醬油一大匙、酒一大匙、砂糖一大匙、芝麻油少許

〈作法〉

①秋刀魚去頭，切成四塊，由切口去除內臟，用水洗淨，以紙巾充分擦拭水氣。

②將太白粉撒在①上，拍掉多餘的粉，以一八〇度的熱油炸。

③取出秋刀魚，關火，留下少許炸油在鍋中，放入蒜屑炒拌，爆香之後再開火，放入醬油、酒、水各二大匙、砂糖一大匙，煮滾後，放入炸過的秋刀魚與調味料一起煮，最後再淋上少許芝麻油。

③的油因混合蒜屑而產生香氣，稱為蒜油或香油。在製作香油時，為了充分產生香氣，要將大蒜切碎，立刻放入油中。做成的蒜油也可用來炸其他的食品，非常方便實用。

蒜味秋刀魚

●切成四塊的秋刀魚用油炸，再加入蒜屑、醬油、酒、水、砂糖、芝麻油調味。
（秋刀魚要沾太白粉用油炸。）

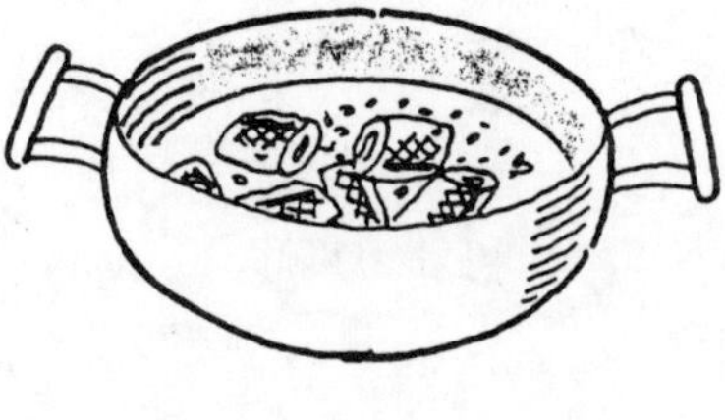

◎蒜煮雞肝

中國人認為「以類補類」，平日負擔沈重的肝臟應該加以體貼一番，即使是不敢吃內臟的人，也自有容易入口、保存的方法。可以當作下酒菜，除了肝臟，其他的內臟也可以，最主要的是要新鮮。

＜材料四人份＞

雞肝四○○公克、大蒜二～三片、薑一塊、沙拉油一大匙、砂糖、酒分別為一又二分之一大匙、醬油二～三大匙，辣椒粉少許。

＜作法＞

①雞肝去除血塊及黃色的油脂，切成拇指般大小。

②將水煮滾後，放入一小匙鹽，再加入①煮四、五分鐘。

③一大匙沙拉油下鍋加熱，放入蒜絲、薑絲爆香後，放入②的雞肝拌炒。

④在③中放入砂糖一大匙、酒二分之一大匙、醬油二～三大匙，直煮到汁收乾為止，最後撒上辣椒粉。

加入青椒或蒟蒻，可當作晚餐的菜餚，不放辣椒，相信小孩子也很愛吃。

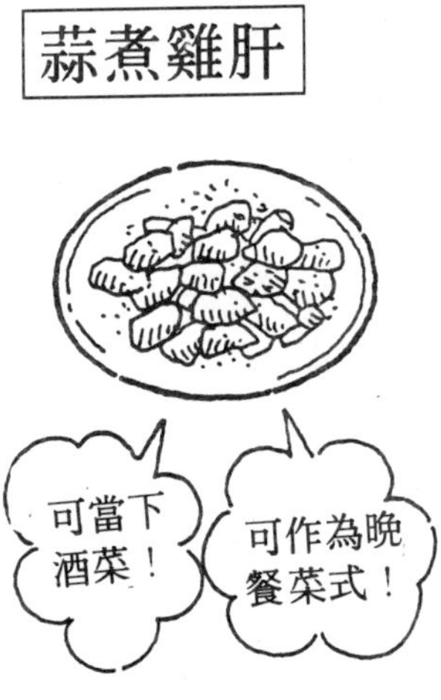

◎蒜味南瓜

南瓜色濃含胡蘿蔔素，為維他命A源。冬至時吃南瓜，意味補充冬天的維他命。

〈材料四人份〉

南瓜半個（約八〇〇公克）、大蒜兩片、鹽一小匙、胡椒、炸油

〈作法〉

①以湯匙去南瓜子，切成寬三公分、厚一公分的塊狀。

②炸油加熱至一七五度，放入南瓜炸至表面稍微黃色為止。

③炸南瓜時，將大蒜切碎。

④將南瓜撈起，留下一大匙炸油，關火，放入大蒜炒拌，爆香，再加入南瓜，撒上鹽、胡椒，關火，整個炒拌，盛盤。

蒜味南瓜

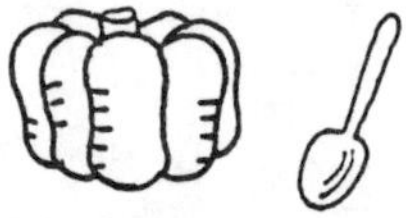

去子切成寬3公分、厚1公分的塊狀。

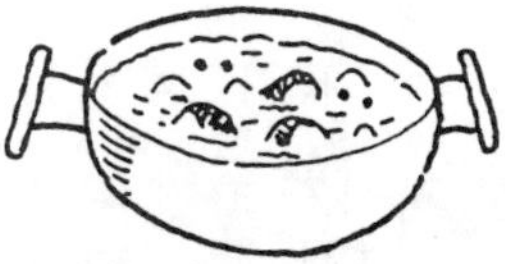

以175度的油炸南瓜，然後取出。

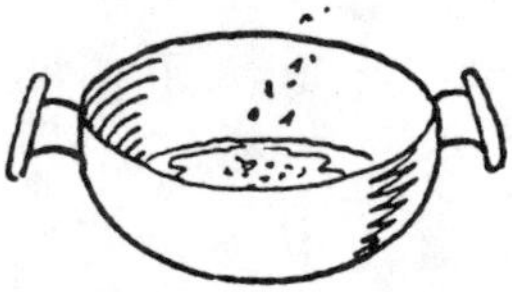

留下一大匙油，關火，爆香蒜屑，再倒入南瓜，撒上鹽、胡椒，開火一起炒拌。

◎油炸蒜球

整個大蒜一起吃，簡單而美味。

〈材料〉

大蒜二球、炸油二杯、鹽、胡椒。

〈作法〉

①大蒜去皮，切除較硬的部份。

②鍋中放入大蒜，倒入沙拉油，以可蓋過大蒜的量為止。

③開火，以一五〇度的低溫炸至呈黃褐色為止。

④大蒜呈黃褐色後，再加強火力短時間略炸。

⑤撈起大蒜，灑上鹽、胡椒，趁熱吃，非常美味。

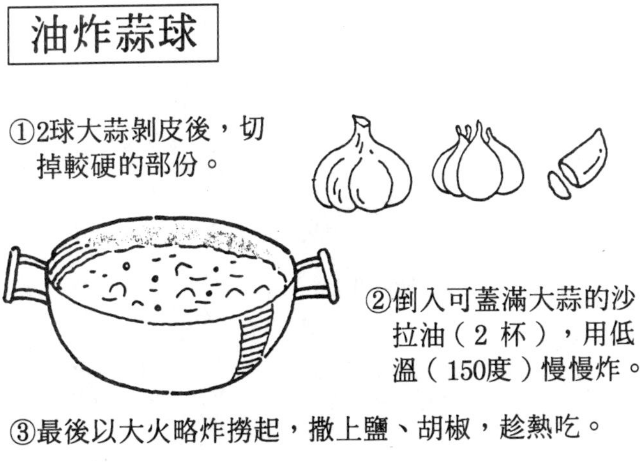
油炸蒜球
①2球大蒜剝皮後，切掉較硬的部份。
②倒入可蓋滿大蒜的沙拉油（2 杯），用低溫（150度）慢慢炸。
③最後以大火略炸撈起，撒上鹽、胡椒，趁熱吃。

◎紅紫蘇漬大蒜

具日本風味的醃漬菜。醃漬梅乾時，可使用很多紅紫蘇。也可以紅紫蘇醃漬大蒜。使用生的紅紫蘇時，與醃漬梅乾的要領相同，紫蘇葉要先洗乾淨，放在簍子瀝乾，以鹽輕輕揉搓，最好使用去除黑水的紅紫蘇。

＜材料＞

去皮大蒜五〇〇公克、鹽五〇公克、水一又二分之一杯、紅紫蘇五〇～八〇公克（生的紅紫蘇與醋也可以）、醃漬汁＝醋二分之一杯、紅梅醋二分之一杯、砂糖三分之一杯、燒酒（事先煮過）三分之一杯

＜作法＞

①將適量的鹽及水煮滾後，冷卻擱置一旁。

②去皮的大蒜浸泡在①中，醃漬十天左右。

③去除②的大蒜水氣，加上醃漬汁，放入紅紫蘇繼續浸泡，有時要攪拌一下才能全體都浸泡到汁液，二週後顏色加深就可以吃了。也可直接保存。

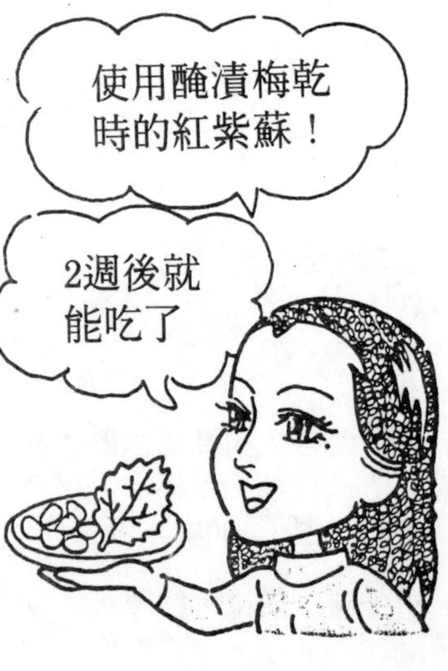

◎大蒜汁

夏天食慾不振，蔬菜汁加上大蒜就可補充元氣。

〈材料一人份〉

大蒜一片、胡蘿蔔（中）一條、番茄（小）一個、芹菜二分之一條、蘋果一個、檸檬二分之一個。

〈作法〉

將所有材料去皮，放入榨汁機中榨汁。

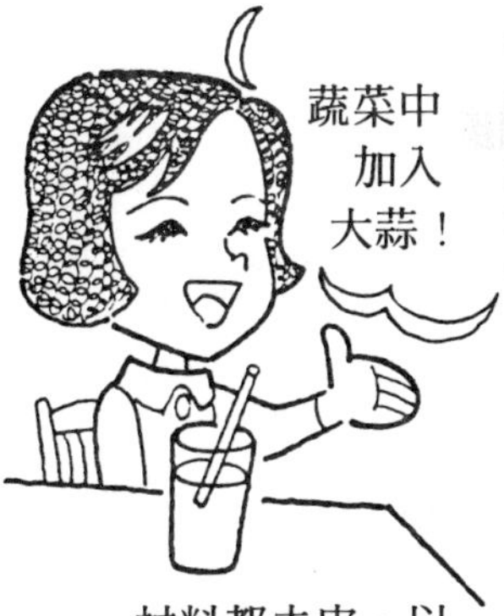
蔬菜中加入大蒜！
材料都去皮，以榨汁機榨汁。

◎大蒜萊姆酒

〈材料〉

大蒜酒三大匙、萊姆汁二小匙、蘇打水一〇〇CC、萊姆切片一片

〈作法〉

大蒜酒混合萊姆汁，倒入冰涼的蘇打水，以萊姆片裝飾即可。

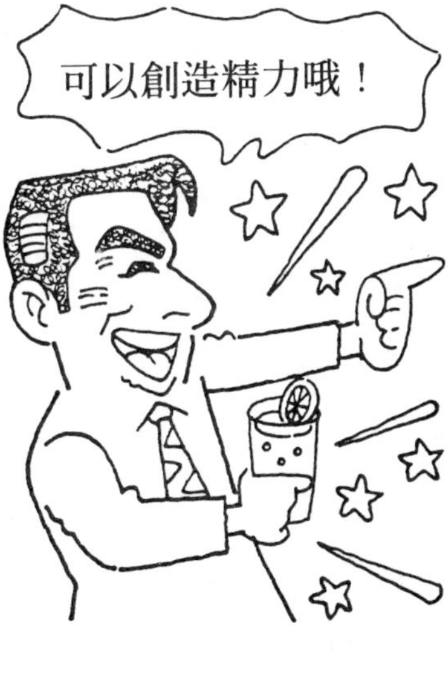
可以創造精力哦！

大展出版社有限公司	圖書目錄
地址：台北市北投區11204 致遠一路二段12巷1號 郵撥： 0166955～1	電話：(02) 8236031 8236033 傳眞：(02) 8272069

・法律專欄連載・電腦編號58

台大法學院 法律學系／策劃 法律服務社／編著

①別讓您的權利睡著了[1]	200元
②別讓您的權利睡著了[2]	200元

・秘傳占卜系列・電腦編號14

①手相術	淺野八郎著	150元
②人相術	淺野八郎著	150元
③西洋占星術	淺野八郎著	150元
④中國神奇占卜	淺野八郎著	150元
⑤夢判斷	淺野八郎著	150元
⑥前世、來世占卜	淺野八郎著	150元
⑦法國式血型學	淺野八郎著	150元
⑧靈感、符咒學	淺野八郎著	150元
⑨紙牌占卜學	淺野八郎著	150元
⑩ＥＳＰ超能力占卜	淺野八郎著	150元
⑪猶太數的秘術	淺野八郎著	150元
⑫新心理測驗	淺野八郎著	150元

・趣味心理講座・電腦編號15

①性格測驗1	探索男與女	淺野八郎著	140元
②性格測驗2	透視人心奧秘	淺野八郎著	140元
③性格測驗3	發現陌生的自己	淺野八郎著	140元
④性格測驗4	發現你的真面目	淺野八郎著	140元
⑤性格測驗5	讓你們吃驚	淺野八郎著	140元
⑥性格測驗6	洞穿心理盲點	淺野八郎著	140元
⑦性格測驗7	探索對方心理	淺野八郎著	140元
⑧性格測驗8	由吃認識自己	淺野八郎著	140元
⑨性格測驗9	戀愛知多少	淺野八郎著	140元

⑩性格測驗10　由裝扮瞭解人心　淺野八郎著　140元
⑪性格測驗11　敲開內心玄機　淺野八郎著　140元
⑫性格測驗12　透視你的未來　淺野八郎著　140元
⑬血型與你的一生　淺野八郎著　140元
⑭趣味推理遊戲　淺野八郎著　140元

•婦幼天地•電腦編號16

①八萬人減肥成果　黃靜香譯　150元
②三分鐘減肥體操　楊鴻儒譯　150元
③窈窕淑女美髮秘訣　柯素娥譯　130元
④使妳更迷人　成　玉譯　130元
⑤女性的更年期　官舒妍編譯　160元
⑥胎內育兒法　李玉瓊編譯　120元
⑦早產兒袋鼠式護理　唐岱蘭譯　200元
⑧初次懷孕與生產　婦幼天地編譯組　180元
⑨初次育兒12個月　婦幼天地編譯組　180元
⑩斷乳食與幼兒食　婦幼天地編譯組　180元
⑪培養幼兒能力與性向　婦幼天地編譯組　180元
⑫培養幼兒創造力的玩具與遊戲　婦幼天地編譯組　180元
⑬幼兒的症狀與疾病　婦幼天地編譯組　180元
⑭腿部苗條健美法　婦幼天地編譯組　150元
⑮女性腰痛別忽視　婦幼天地編譯組　150元
⑯舒展身心體操術　李玉瓊編譯　130元
⑰三分鐘臉部體操　趙薇妮著　120元
⑱生動的笑容表情術　趙薇妮著　120元
⑲心曠神怡減肥法　川津祐介著　130元
⑳內衣使妳更美麗　陳玄茹譯　130元
㉑瑜伽美姿美容　黃靜香編著　150元
㉒高雅女性裝扮學　陳珮玲譯　180元
㉓蠶糞肌膚美顏法　坂梨秀子著　160元
㉔認識妳的身體　李玉瓊譯　160元
㉕產後恢復苗條體態　居理安•芙萊喬著　200元
㉖正確護髮美容法　山崎伊久江著　180元

•青春天地•電腦編號17

①A血型與星座　柯素娥編譯　120元
②B血型與星座　柯素娥編譯　120元
③O血型與星座　柯素娥編譯　120元
④AB血型與星座　柯素娥編譯　120元

⑤青春期性教室	呂貴嵐編譯	130元
⑥事半功倍讀書法	王毅希編譯	130元
⑦難解數學破題	宋釗宜編譯	130元
⑧速算解題技巧	宋釗宜編譯	130元
⑨小論文寫作秘訣	林顯茂編譯	120元
⑪中學生野外遊戲	熊谷康編著	120元
⑫恐怖極短篇	柯素娥編譯	130元
⑬恐怖夜話	小毛驢編譯	130元
⑭恐怖幽默短篇	小毛驢編譯	120元
⑮黑色幽默短篇	小毛驢編譯	120元
⑯靈異怪談	小毛驢編譯	130元
⑰錯覺遊戲	小毛驢編譯	130元
⑱整人遊戲	小毛驢編譯	120元
⑲有趣的超常識	柯素娥編譯	130元
⑳哦！原來如此	林慶旺編譯	130元
㉑趣味競賽100種	劉名揚編譯	120元
㉒數學謎題入門	宋釗宜編譯	150元
㉓數學謎題解析	宋釗宜編譯	150元
㉔透視男女心理	林慶旺編譯	120元
㉕少女情懷的自白	李桂蘭編譯	120元
㉖由兄弟姊妹看命運	李玉瓊編譯	130元
㉗趣味的科學魔術	林慶旺編譯	150元
㉘趣味的心理實驗室	李燕玲編譯	150元
㉙愛與性心理測驗	小毛驢編譯	130元
㉚刑案推理解謎	小毛驢編譯	130元
㉛偵探常識推理	小毛驢編譯	130元
㉜偵探常識解謎	小毛驢編譯	130元
㉝偵探推理遊戲	小毛驢編譯	130元
㉞趣味的超魔術	廖玉山編著	150元
㉟趣味的珍奇發明	柯素娥編著	150元

•健 康 天 地• 電腦編號 18

①壓力的預防與治療	柯素娥編譯	130元
②超科學氣的魔力	柯素娥編譯	130元
③尿療法治病的神奇	中尾良一著	130元
④鐵證如山的尿療法奇蹟	廖玉山譯	120元
⑤一日斷食健康法	葉慈容編譯	120元
⑥胃部強健法	陳炳崑譯	120元
⑦癌症早期檢查法	廖松濤譯	130元
⑧老人痴呆症防止法	柯素娥編譯	130元

⑨松葉汁健康飲料	陳麗芬編譯	130元
⑩揉肚臍健康法	永井秋夫著	150元
⑪過勞死、猝死的預防	卓秀貞編譯	130元
⑫高血壓治療與飲食	藤山順豐著	150元
⑬老人看護指南	柯素娥編譯	150元
⑭美容外科淺談	楊啟宏著	150元
⑮美容外科新境界	楊啟宏著	150元
⑯鹽是天然的醫生	西英司郎著	140元
⑰年輕十歲不是夢	梁瑞麟譯	200元
⑱茶料理治百病	桑野和民著	180元
⑲綠茶治病寶典	桑野和民著	150元
⑳杜仲茶養顏減肥法	西田博著	150元
㉑蜂膠驚人療效	瀨長良三郎著	150元
㉒蜂膠治百病	瀨長良三郎著	150元
㉓醫藥與生活	鄭炳全著	160元
㉔鈣聖經	落合敏著	180元
㉕大蒜聖經	木下繁太郎著	160元

•實用女性學講座•電腦編號 19

①解讀女性內心世界	島田一男著	150元
②塑造成熟的女性	島田一男著	150元

•校 園 系 列•電腦編號 20

①讀書集中術	多湖輝著	150元
②應考的訣竅	多湖輝著	150元
③輕鬆讀書贏得聯考	多湖輝著	150元
④讀書記憶秘訣	多湖輝著	150元
⑤視力恢復！超速讀術	江錦雲譯	160元

•實用心理學講座•電腦編號 21

①拆穿欺騙伎倆	多湖輝著	140元
②創造好構想	多湖輝著	140元
③面對面心理術	多湖輝著	140元
④偽裝心理術	多湖輝著	140元
⑤透視人性弱點	多湖輝著	140元
⑥自我表現術	多湖輝著	150元
⑦不可思議的人性心理	多湖輝著	150元
⑧催眠術入門	多湖輝著	150元

⑨責罵部屬的藝術	多湖輝著	150元
⑩精神力	多湖輝著	150元
⑪厚黑說服術	多湖輝著	150元
⑫集中力	多湖輝著	150元
⑬構想力	多湖輝著	150元
⑭深層心理術	多湖輝著	160元
⑮深層語言術	多湖輝著	160元
⑯深層說服術	多湖輝著	180元

•超現實心理講座•電腦編號 22

①超意識覺醒法	詹蔚芬編譯	130元
②護摩秘法與人生	劉名揚編譯	130元
③秘法！超級仙術入門	陸　明譯	150元
④給地球人的訊息	柯素娥編著	150元
⑤密教的神通力	劉名揚編著	130元
⑥神秘奇妙的世界	平川陽一著	180元

•養 生 保 健•電腦編號 23

①醫療養生氣功	黃孝寬著	250元
②中國氣功圖譜	余功保著	230元
③少林醫療氣功精粹	井玉蘭著	250元
④龍形實用氣功	吳大才等著	220元
⑤魚戲增視強身氣功	宮　嬰著	220元
⑥嚴新氣功	前新培金著	250元
⑦道家玄牝氣功	張　章著	200元
⑧仙家秘傳袪病功	李遠國著	160元
⑨少林十大健身功	秦慶豐著	180元
⑩中國自控氣功	張明武著	220元

•社會人智囊•電腦編號 24

①糾紛談判術	清水增三著	160元
②創造關鍵術	淺野八郎	150元
③觀人術	淺野八郎	180元

•精 選 系 列•電腦編號 25

①毛澤東與鄧小平	渡邊利夫等著	280元

•心 靈 雅 集• 電腦編號00

①禪言佛語看人生	松濤弘道著	180元
②禪密教的奧秘	葉逯謙譯	120元
③觀音大法力	田口日勝著	120元
④觀音法力的大功德	田口日勝著	120元
⑤達摩禪106智慧	劉華亭編譯	150元
⑥有趣的佛教研究	葉逯謙編譯	120元
⑦夢的開運法	蕭京凌譯	130元
⑧禪學智慧	柯素娥編譯	130元
⑨女性佛教入門	許俐萍譯	110元
⑩佛像小百科	心靈雅集編譯組	130元
⑪佛教小百科趣談	心靈雅集編譯組	120元
⑫佛教小百科漫談	心靈雅集編譯組	150元
⑬佛教知識小百科	心靈雅集編譯組	150元
⑭佛學名言智慧	松濤弘道著	220元
⑮釋迦名言智慧	松濤弘道著	180元
⑯活人禪	平田精耕著	120元
⑰坐禪入門	柯素娥編譯	120元
⑱現代禪悟	柯素娥編譯	130元
⑲道元禪師語錄	心靈雅集編譯組	130元
⑳佛學經典指南	心靈雅集編譯組	130元
㉑何謂「生」　阿含經	心靈雅集編譯組	150元
㉒一切皆空　般若心經	心靈雅集編譯組	150元
㉓超越迷惘　法句經	心靈雅集編譯組	130元
㉔開拓宇宙觀　華嚴經	心靈雅集編譯組	130元
㉕真實之道　法華經	心靈雅集編譯組	130元
㉖自由自在　涅槃經	心靈雅集編譯組	130元
㉗沈默的教示　維摩經	心靈雅集編譯組	150元
㉘開通心眼　佛語佛戒	心靈雅集編譯組	130元
㉙揭秘寶庫　密教經典	心靈雅集編譯組	130元
㉚坐禪與養生	廖松濤譯	110元
㉛釋尊十戒	柯素娥編譯	120元
㉜佛法與神通	劉欣如編著	120元
㉝悟（正法眼藏的世界）	柯素娥編譯	120元
㉞只管打坐	劉欣如編譯	120元
㉟喬答摩•佛陀傳	劉欣如編著	120元
㊱唐玄奘留學記	劉欣如編譯	120元
㊲佛教的人生觀	劉欣如編譯	110元
㊳無門關（上卷）	心靈雅集編譯組	150元

㊴無門關（下卷）	心靈雅集編譯組	150元
㊵業的思想	劉欣如編著	130元
㊶佛法難學嗎	劉欣如著	140元
㊷佛法實用嗎	劉欣如著	140元
㊸佛法殊勝嗎	劉欣如著	140元
㊹因果報應法則	李常傳編	140元
㊺佛教醫學的奧秘	劉欣如編著	150元
㊻紅塵絕唱	海　若著	130元
㊼佛教生活風情	洪丕謨、姜玉珍著	220元
㊽行住坐臥有佛法	劉欣如著	160元
㊾起心動念是佛法	劉欣如著	160元

・經　營　管　理・電腦編號 01

◎創新經營管理六十六大計（精）	蔡弘文編	780元
①如何獲取生意情報	蘇燕謀譯	110元
②經濟常識問答	蘇燕謀譯	130元
③股票致富68秘訣	簡文祥譯	100元
④台灣商戰風雲錄	陳中雄著	120元
⑤推銷大王秘錄	原一平著	100元
⑥新創意・賺大錢	王家成譯	90元
⑦工廠管理新手法	琪　輝著	120元
⑧奇蹟推銷術	蘇燕謀譯	100元
⑨經營參謀	柯順隆譯	120元
⑩美國實業24小時	柯順隆譯	80元
⑪撼動人心的推銷法	原一平著	150元
⑫高竿經營法	蔡弘文編	120元
⑬如何掌握顧客	柯順隆譯	150元
⑭一等一賺錢策略	蔡弘文編	120元
⑯成功經營妙方	鐘文訓著	120元
⑰一流的管理	蔡弘文編	150元
⑱外國人看中韓經濟	劉華亭譯	150元
⑲企業不良幹部群相	琪輝編著	120元
⑳突破商場人際學	林振輝編著	90元
㉑無中生有術	琪輝編著	140元
㉒如何使女人打開錢包	林振輝編著	100元
㉓操縱上司術	邑井操著	90元
㉔小公司經營策略	王嘉誠著	100元
㉕成功的會議技巧	鐘文訓編譯	100元
㉖新時代老闆學	黃柏松編著	100元
㉗如何創造商場智囊團	林振輝編譯	150元

㉘十分鐘推銷術	林振輝編譯	120元
㉙五分鐘育才	黃柏松編譯	100元
㉚成功商場戰術	陸明編譯	100元
㉛商場談話技巧	劉華亭編譯	120元
㉜企業帝王學	鐘文訓譯	90元
㉝自我經濟學	廖松濤編譯	100元
㉞一流的經營	陶田生編著	120元
㉟女性職員管理術	王昭國編譯	120元
㊱ＩＢＭ的人事管理	鐘文訓編譯	150元
㊲現代電腦常識	王昭國編譯	150元
㊳電腦管理的危機	鐘文訓編譯	120元
㊴如何發揮廣告效果	王昭國編譯	150元
㊵最新管理技巧	王昭國編譯	150元
㊶一流推銷術	廖松濤編譯	150元
㊷包裝與促銷技巧	王昭國編譯	130元
㊸企業王國指揮塔	松下幸之助著	120元
㊹企業精銳兵團	松下幸之助著	120元
㊺企業人事管理	松下幸之助著	100元
㊻華僑經商致富術	廖松濤編譯	130元
㊼豐田式銷售技巧	廖松濤編譯	120元
㊽如何掌握銷售技巧	王昭國編著	130元
㊿洞燭機先的經營	鐘文訓編譯	150元
○52新世紀的服務業	鐘文訓編譯	100元
○53成功的領導者	廖松濤編譯	120元
○54女推銷員成功術	李玉瓊編譯	130元
○55ＩＢＭ人才培育術	鐘文訓編譯	100元
○56企業人自我突破法	黃琪輝編著	150元
○58財富開發術	蔡弘文編著	130元
○59成功的店舖設計	鐘文訓編著	150元
○61企管回春法	蔡弘文編著	130元
○62小企業經營指南	鐘文訓編譯	100元
○63商場致勝名言	鐘文訓編譯	150元
○64迎接商業新時代	廖松濤編譯	100元
○66新手股票投資入門	何朝乾　編	180元
○67上揚股與下跌股	何朝乾編譯	180元
○68股票速成學	何朝乾編譯	180元
○69理財與股票投資策略	黃俊豪編著	180元
○70黃金投資策略	黃俊豪編著	180元
○71厚黑管理學	廖松濤編譯	180元
○72股市致勝格言	呂梅莎編譯	180元
○73透視西武集團	林谷燁編譯	150元

國立中央圖書館出版品預行編目資料

大蒜長生寶典／木下繁太朗著；彤雲譯
--初版；--臺北市；大展，民84
面；　公分，--（健康天地；25）
譯自：こンこクバイブル
ISBN 957-557-524-5（平裝）

1. 蒜　2. 食物治療

418.91　　84005317

ISBN 957-557-524-5

大蒜長生寶典

原 著 者／木下繁太朗
編 譯 者／彤　雲
發 行 人／蔡 森 明
出 版 者／大展出版社有限公司
社　　址／台北市北投區（石牌）
致遠一路二段12巷1號
電　　話／(02) 8236031・8236033
傳　　眞／(02) 8272069
郵政劃撥／0166955－1
登 記 證／局版臺業字第2171號

承 印 者／國順圖書印刷公司
裝　　訂／嶸興裝訂有限公司
排 版 者／千賓電腦打字有限公司
電　　話／（02）8836052
初　　版／1995年（民84年） 7月
定　　價／160元

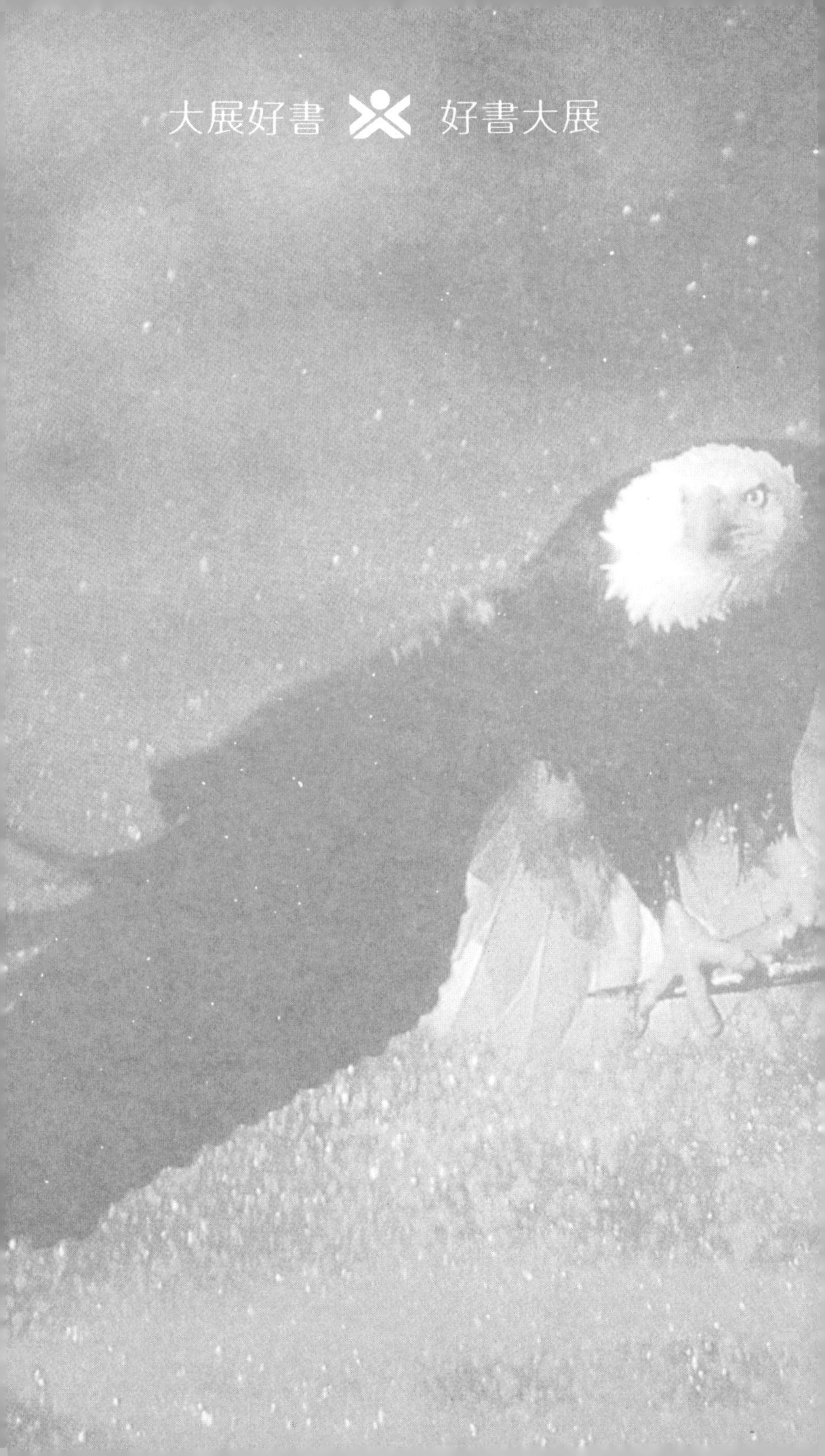
大展好書 好書大展